膝关节骨性关节炎的预防及治疗

主编　史宝明　侯效正　元占玺

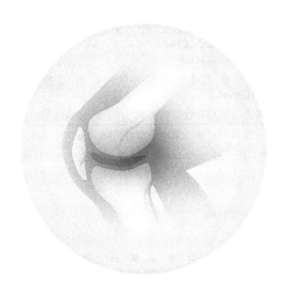

科学出版社

北　京

内 容 简 介

本书从膝关节的正常解剖,正常活动功能基础,骨性关节炎的特点、病因、发病机制到骨性关节炎的检查诊断和临床表现,做了具体的阐述。治疗方法包括自我治疗、运动治疗、药物治疗,其中药物治疗包括关节腔注射治疗以及手术治疗,手术治疗还包括关节镜治疗、截骨治疗、单髁置换及全膝关节置换治疗。不同的治疗方法体现了膝骨性关节炎的阶梯治疗理念。康复锻炼也是手术以后必不可少的环节,它关乎术后患者的关节功能。预防胜于治疗,如何能避免出现骨性关节炎,我们也给出了合理的建议。

本书遵循了膝骨性关节炎的阶梯治疗原则,对基层医院医务人员和广大群众认识膝骨性关节炎有所帮助。

图书在版编目(CIP)数据

膝关节骨性关节炎的预防及治疗 / 史宝明,侯效正,元占玺主编. —北京:科学出版社,2018.8

ISBN 978-7-03-058341-3

Ⅰ.①膝… Ⅱ.①史… ②侯… ③元… Ⅲ.①膝关节–关节炎–防治 Ⅳ.①R684.3

中国版本图书馆 CIP 数据核字(2018)第 164054 号

责任编辑:刘 亚 曹丽英 / 责任校对:张凤琴

责任印制:李 彤 / 封面设计:北京图阅盛世文化传媒有限公司

科 学 出 版 社 出版

北京东黄城根北街 16 号
邮政编码:100717
http://www.sciencep.com

北京凌奇印刷有限责任公司 印刷

科学出版社发行 各地新华书店经销

*

2018 年 8 月第 一 版 开本:720×1000 B5
2023 年 4 月第五次印刷 印张:6 1/2
字数:92 000

定价:48.00 元
(如有印装质量问题,我社负责调换)

编　委　会

序

《膝关节骨性关节炎的预防及治疗》即将出版，这是山西省阳煤集团总医院骨科发展史上一件有意义的事情，也是在科普方面所做的对社会有益的工作。

山西省阳煤集团总医院骨科，68 年来从弱到强不断发展壮大，从最初的几十张病床发展到现在六个骨科病区，目前已成为省市共建重点学科及山西省规模较大的特色优势学科。2001 年全国煤炭系统首家中华创伤学会、中国煤矿创伤学会阳泉创伤骨科研究所在阳煤集团总医院正式成立。现下设有创伤骨科一病区、创伤骨科二病区、脊柱外科、关节外科、手足显微外科及正骨康复六个专业病区，开放床位达到 220 张，成为晋东及周边地区骨科诊疗的中心；形成了医教研协调发展的格局，开展了断肢再植、全髋膝关节置换、人工全股骨置换等各种骨科高新技术，开展科研 20 多项。"脊椎损伤的生物力学研究""锁定钢板内固定治疗煤矿工人股骨转子间骨折的应用研究""胫骨减张切口结合锁定加压钢板治疗老年胫腓骨折应用研究"等 20 多项科研成果通过了省、市科技成果鉴定，分别达到了国际先进及国内领先水平，有 12 项科研获得省、市科技成果奖。

阳煤集团总医院骨科临床及科研工作在近年来得到了快速发展，在骨科常见病多发病及疑难、复杂病例的处置上均保持本地区领先水平，积累了较为丰富的经验和大量资料。膝关节骨性关节炎是骨科常见病之一，进一步提高对该类疾病的认识能力、诊断及治疗水平很有必要，希望《膝关节骨性关节炎的预防及治疗》一书的出版对膝关节骨性关节炎的诊断与治疗有所帮助。

全书分八章，书中全面介绍了膝关节骨性关节炎的特点、检查、诊断、临床表现、治疗方法及预防措施等。以期通过阅读上述内容，对此疾病有一个比较全面的了解，同时也望能给予临床和科研工作者一些启示，以便深入研究一些当前尚未解决的课题，使膝关节疾病在预防上获得有力的措施，在治疗上达到更为满意的效果。

2018 年 5 月

前　言

　　膝关节骨性关节炎，又称老年性关节炎、增生性关节炎、退变性关节炎，是影响人们生活质量最常见的骨关节疾病。随着我国老龄化进程的加快，人们寿命的延长，它又是骨科临床治疗中增长率最快的疾病之一。国际上把2000～2010年称为"骨关节十年"，又把2010年后的十年称为"第二个骨关节十年"。随着对疾病认识的不断深化，我们遵循膝关节骨性关节炎的阶梯治疗原则，临床上根据膝关节骨性关节炎的不同病期、疾病发展的不同阶段，治疗上采取不同的方法。

　　本书从膝关节的正常解剖，正常活动功能基础，骨性关节炎的特点、病因、发病机制到骨性关节炎的检查诊断和临床表现，做了具体的阐述。最主要的还是治疗方法，包括自我治疗、运动治疗、药物治疗，其中药物治疗包括关节腔注射治疗及手术治疗，手术治疗还包括关节镜治疗、截骨治疗、单髁置换到全膝关节置换治疗。不同的治疗方法体现了膝关节骨性关节炎的阶梯治疗理念。康复锻炼也是手术以后必不可少的环节，关乎术后患者的肢体功能，并且遵循ERAS加速康复理念，提高了疗效。预防胜于治疗，如何能避免出现骨性关节炎，也是本书的重点，书中给出了合理的建议。

　　限于我们的水平，编写过程中缺点和疏漏在所难免，欢迎广大读者和同仁给我们提出宝贵意见！

编　者

2018 年 5 月

目　　录

膝关节骨性关节炎的预防及治疗

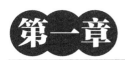

第一章

膝关节的正常解剖结构

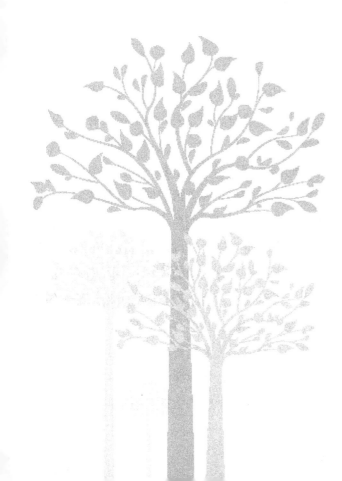

第一节　人体关节的基本构成

一、人体关节的定义

　　骨与骨之间的连接组织称为关节，其连接组织中存在腔隙，能活动的称"活动关节"，如肩关节、肘关节、髋关节、指（趾）关节等；不能活动的称"不动关节"，如腰骶关节、骶尾关节等。本书中所描述的关节是活动关节，如四肢的肩、肘、指、髋、膝等关节，能做不同程度的活动。随着近代人体解剖学的发展，关节的定义更加具体化，如按照构成关节的骨与骨之间的组织类别特点，可以将关节分为三种类型，即纤维关节、滑膜关节及软骨关节；按照组织形态将关节分为四类：髁状关节、滑动关节、枢轴关节、鞍形关节；按照关节运动轴的数目可分为三类：单轴关节、双轴关节、多轴关节。

二、关节的基本功能

　　虽然关节的定义多种多样，但其都由基本的结构组成，即关节面、关节囊和关节腔。关节面，即构成关节各骨的邻接面，关节面上覆盖有一层很薄的光滑软骨。软骨的形状与骨关节面的形状一致，可减少运动时的摩擦；同时软骨富有弹性，可减缓运动时的振荡和冲击。关节软骨属透明软骨，其表面无软骨膜。通常一骨形成凸面，称关节头；一骨形成凹面，称关节窝。关节囊是由跨过关节附丽于邻近骨，独特的纤维组织所构成的膜性囊，密封关节腔。关节囊分为内外两层，外层为厚而坚韧的纤维层，由致密结缔组织构成。纤维层增厚部分称为韧带，可增强骨与骨之间的连接，并防止关节的过度活动。关节囊的内层为滑膜层，薄而柔软，由血管丰富的疏松结缔组织构成，含有平行和交叉的致密的纤维组织相贴，并移行于关节软骨的周缘，与骨外膜有坚固连接。滑膜形成皱褶，围绕着关节软骨的边缘，但不覆盖软骨的关节面。滑膜层产生滑膜液，可提供营养，并起润滑作用。关节腔是由关节囊与关节软骨面所围成的潜在性密封腔隙。腔内含有少量滑膜液，使关保持湿润和滑润；腔内平时呈负压状态，以增强关节的稳定性。

三、关节的特殊结构

关节除具备上述基本结构外，某些关节为适应其特殊功能还形成一些特殊结构，以增加关节的灵活性或稳固性。这些结构是连于相邻两骨之间由致密纤维结缔组织束构成的韧带，可加强关节的稳固性。韧带和关节囊分布有丰富的感觉神经，损伤后极为疼痛。存在于关节腔内的关节内软骨，有关节盘、关节唇两种形态，可使两关节面更为适合，减少冲击和震荡，并可增加关节的稳固性。此外，两个腔可产生不同的运动，从而增加了运动的形式和范围。起调节或充填作用，使关节腔的形状、容积、压力发生改变的是滑膜襞和滑膜囊。关节的形态结构与其生理功能相适应，关节的功能表现为运动的灵活性与稳定性的对立统一，灵活与稳定的程度则因身体各部的功能不同而异。

第二节　膝关节的基本结构

膝关节是人体最大且结构最为复杂，损伤机会也较多的关节，连接于股骨内、外侧髁，胫骨内、外侧髁，以及髌骨之间。关节囊较薄而松弛，附着于各骨关节软骨的周缘。关节囊的周围有韧带加固。前方的称髌韧带，是股四头肌肌腱的延续（髌骨为该肌腱内的籽骨），从髌骨下端延伸至胫骨粗隆，在髌韧带的两侧，有髌内、外侧支持带，为股内侧肌和股外侧肌腱膜的下延，并与膝关节囊相编织；后方有腘斜韧带加强，由半膜肌的腱纤维部分编入关节囊所形成；内侧有胫侧副韧带，为扁带状，起自内收肌结节，向下放散编织于关节囊纤维层；外侧为腓侧副韧带，是独立于关节囊外的圆形纤维束，起自股骨外上髁，止于腓骨小头。关节囊的滑膜层广阔，除关节软骨及半月板的表面无滑膜覆盖外，关节内所有的结构都被覆着一层滑膜。在髌上缘，滑膜向上方呈囊状膨出约4cm，称为髌上囊。于髌下部的两侧，滑膜形成皱襞，突入关节腔内，皱襞内充填以脂肪和血管，称作翼状襞。两侧的翼状襞向上方逐渐合成一条带状的皱襞，称为髌滑膜襞，伸至股骨髁间窝的前缘。由于股骨内、外侧髁的关节面呈球面凸隆，而胫骨髁的关节窝较浅，彼此很不适合，在关节内，有由纤维软骨构成的半月板。半月板的外缘较厚，与关节囊紧密愈着，内缘薄而游离；上面略凹陷，对向股骨髁，下面平坦，朝向胫骨髁。内侧半月板大而较薄，呈"C"形，前端狭窄而后份较宽。前端起于胫骨髁间前窝的前方，位于前交叉韧带的前方，后端附着于髁间后窝，位于外侧半月板与后交叉韧带附着点之间，边缘与关节囊纤维层及胫侧副韧带紧密愈着。外侧半月板较小，呈环形，中部宽阔，前、后部均较狭窄。前端附着于髁间前窝，位于前交叉韧带的后外侧，后端止于髁间后窝，位于内侧半月板后端的前方，外缘附着于关节囊，但不与腓侧副韧带相连。半月板具有一定的弹性，能缓冲重力，起着保护关节面的作用。由于半月板的存在，将膝关节腔分为不完全分隔的上下两腔，除使关节头和关节窝更加适应外，也增加了运动的灵活性，如屈伸运动主要在上关节腔进行，而屈膝时的轻度的回旋运动则主要在下关节腔完成。此外，半月板还具有一定的活动性，屈膝时，半月板向后移，伸膝时则向前移。在强力骤然运动时，易造成损伤，甚至撕裂。当膝关节处于半屈而胫骨固定时，股骨下端由于外力骤然过度旋内、伸直，可导致内侧半月板撕裂；同理，如股骨下端骤然外旋、伸直，外侧半月板也可发生破裂。膝关节内有两条交叉韧带。前交叉韧带附着于胫骨髁间前窝，斜向后外上方，止于股骨外侧髁内面的后份，有制止胫骨前移的作用。后交叉韧带位于前交叉韧带的后内侧，较前交叉韧带短，起自胫骨髁间后窝及外侧半月板的后端，斜向前上内方，附于股骨内侧髁外面的前份，具有限制胫骨后移的作用（图1-1）。

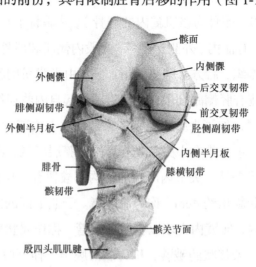

图 1-1　正常膝关节解剖示意图

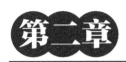

第二章

膝关节的正常活动功能基础

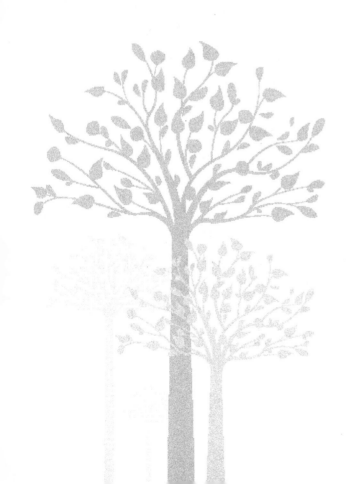

第一节　参与膝关节正常活动的基本构成

一、半月板

半月板是两个月牙形的纤维软骨，位于胫骨平台内侧和外侧的关节面。其横断面呈三角形，外厚内薄，上面稍呈凹形，以便与股骨髁相吻合，下面是平的，与胫骨平台相接。这样的结构恰好使股骨髁在胫骨平台上形成一较深的凹陷，从而使球形的股骨髁与胫骨平台的稳定性增加。半月板的前后端分别附着在胫骨平台中间部非关节面的部位，在髁间棘前方和后方。这个部位又可称作半月板的前角和后角。从半月板的形状及部位来看，简单地说，半月板的功能即在于稳定膝关节，传布膝关节负荷力。正是由于半月板所起到的稳定载荷作用，才保证了膝关节长年负重运动而不致损伤。半月板介于股骨髁与胫骨平台之间，就像是缓冲器，保护了两者的关节面，吸收向下传达的震荡，尤其是在过度屈曲或伸直时，此作用更明显。当从高处跳下时，膝部承受了身体重力作用所带来的相当大的力，但股骨髁与胫骨平台的软骨并没有受到损伤，是因为半月板的存在，将此力分散至整个膝关节，而不仅局限于股骨髁接触胫骨平台上的一个局限点。此外，半月板可以防止股骨发生移位，因为半月板的楔状形体可以弥补股骨髁与胫骨平台间的不相称，将圆形的股骨髁与胫骨平台周围的无效腔充填，从而增加了膝关节的稳定性，并能防止关节囊及滑膜组织进入关节面之间。半月板还可以防止股骨髁在胫骨平台上朝前滑动，调节膝关节内的压力，半月板上所布有的润滑液，可以对关节各部起润滑作用以减少摩擦。半月板本身有很好的弹性，当其从 5mm 压缩至 2.5mm 时依然保持弹性，加之其弓形外形可以使关节腔边缘更好地支持滑膜囊。半月板还可支持膝部的旋转动作，协助侧副韧带管制关节的侧方运动及帮助关节的旋转运动（图 2-1）。

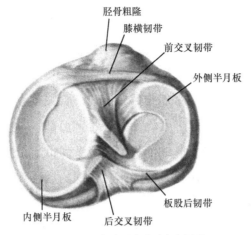

胫骨粗隆
膝横韧带
前交叉韧带
外侧半月板
板股后韧带
内侧半月板
后交叉韧带

图 2-1　正常半月板解剖示意图

二、韧　带

　　韧带属于致密结缔组织，主要分为两类：弹性结缔组织和胶原纤维，彼此交织成不规则的致密结缔组织。弹性组织是以弹性纤维为主的致密结缔组织。粗大的弹性纤维或平行排列成束，如项韧带和黄韧带。韧带为白色带状的结缔组织，质坚韧，有弹性，能把骨骼连接在一起，并能固定某些脏器如肝、脾、肾等的位置。韧带亦称铰合韧带，为软体动物斧足类的左右两个贝壳的连接物。一般将位于壳顶后方外面的韧带称外韧带。韧带是可弯曲、纤维样的致密结缔组织。它附着于骨骼的可活动部分，限制其活动范围以免损伤。韧带连接骨与骨，肌腱连接的是骨和肌肉。韧带来自于胶原。若韧带超过其生理范围地被弯曲（如扭伤），可以导致韧带的延长或断裂。在生物学中，贝壳类动物连接两片壳的组织也被称为韧带。韧带多位于关节周围（囊外韧带）或关节腔内（囊内韧带），其走向平行，抗拉伸力强并具有一定的弹性，位于关节囊外的韧带或与关节囊分开或为其局部纤维的增厚或为肌腱附着的延续，位于关节囊内的韧带均有滑膜包绕。韧带的功能为加强关节，维护关节在运动中的稳定性，并限制其超越生理范围的活动。当遭受暴力，产生非生理性活动，韧带被牵拉而超过其耐受力时，即会发生损伤。韧带部分损伤而未造成关节脱位趋势者称为挫伤。韧带本身完全断裂，也可将其附着部位的骨质撕脱，从而形成潜在的关节脱位、半脱位乃至完全脱位。

关节内韧带有前、后交叉韧带。关节内侧的囊外韧带为内侧副韧带内侧关节囊韧带，内侧副韧带最长最宽，也最紧强，呈三角形。后 1/3 形成后斜韧带，加强后内角。膝关节外侧有外侧副韧带，在后外有弓形韧带复合结构，加强后外角。后侧有腘斜韧带加强后关节囊。膝关节囊内中部，有两条交叉排列的韧带。前交叉韧带起于胫骨髁间胫骨棘前部，向上后外止于股骨外髁窝侧面凹陷部，可限制胫骨髁的前移。后交叉韧带起于胫骨棘后部，向前上内止于股骨内髁窝侧面凹陷部，可限制胫骨髁的后移。由这些韧带形成的韧带关节囊网，构成了维持膝关节稳定的基本条件。它既限制膝关节的活动范围，又引导膝关节依照一定的规律进行运动，这称为制导。①限制作用：韧带内有无髓神经纤维。运动时韧带受到张力，感觉由神经传入，即反射性地引起相应的肌肉收缩，以限制膝关节的活动，保持关节稳定，称为韧带肌肉反射。如果肌肉控制失效，则只有韧带的机械性限制作用。韧带的限制作用是协同的，既与有关肌肉协同，韧带组合之间也相互协同。②制导作用：交叉韧带与半月板，内、外侧半月板之间均有韧带纤维紧密组织相连，在膝关节内形成一"8"字形结构，共同维持膝关节在三个轴相的运动稳定，同时前、后交叉韧带又相互交叉，位于关节中心，和骨性结构的解剖特点相辅相成，共同制导膝关节按照一定的方向、规律运动（图 2-2、图 2-3）。

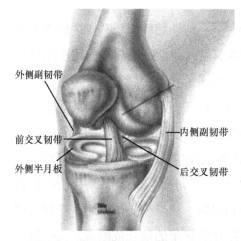

外侧副韧带

前交叉韧带

外侧半月板

内侧副韧带

后交叉韧带

图 2-2　膝关节内韧带组成示意图

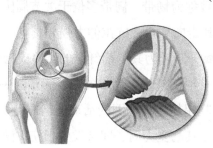 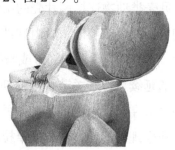

A

B

图 2-3　交叉韧带断裂

A. 前交叉韧带断裂；B. 后交叉韧带断裂

膝关节骨性关节炎的预防及治疗

三、膝关节的肌肉分布

膝关节周围主要包括 13 块稳定关节的肌肉。其前方由股四头肌支持，内侧由缝匠肌、股薄肌、半腱肌及半膜肌来稳定膝关节。外侧由股二头肌、腘肌腱、阔筋膜张肌和髂胫束提供动力性支持，在关节后方由腓肠肌、跖长肌来支持（图 2-4）。

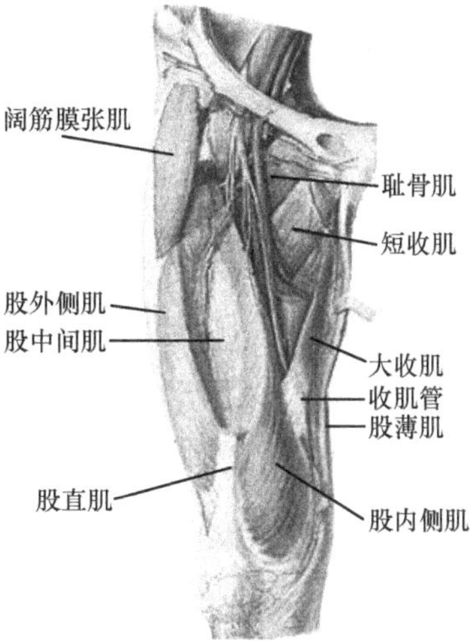

四、膝关节周围的神经分布

膝关节前部有股神经的肌支、闭孔神经

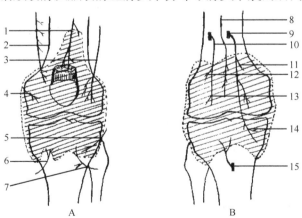

图 2-4　膝关节周围肌肉分布示意图

前支及隐神经支配。来自股神经的关节支起自隐神经及股四头肌的肌支。其中起自隐神经者，支配膝关节的前内侧，股神经至股中间肌的肌支支配髌上部，至股外侧肌的肌支支配前外侧，这些分支相互吻合并重叠分布。股神经前皮支支配膝关节前面 2/3 的皮肤。隐神经，发出髌上支支配关节内侧及内上侧。后部由坐骨神经及其分支胫神经和腓总神经，以及闭孔神经后支支配。胫神经的一支分布于膝关节囊的后侧。腓总神经的分支分布于膝关节囊的前外侧。闭孔神经的后支沿股动脉及腘动脉至膝关节分布于膝关节囊的后内侧（图 2-5）。

图 2-5　膝关节神经分布模式图

A. 前面观；B. 后面观

1. 肌中间肌支；2. 股内侧肌支；3. 股外侧肌支；4. 膝上内神经支；5. 膝下外神经；6. 膝下内神经支；7. 腓返支；8. 闭孔神经支；9. 胫神经支；10. 腓神经支；11. 膝上内神经支；12. 膝上外神经支；13. 膝下外神经支；14. 膝下内神经支；15. 胫神经

五、膝关节的血管分布

膝部动脉主干为腘动脉，腘动脉有 30 支以上口径不等的分支。它们可分为滋养膝关节的关节支和滋养邻近肌肉的肌支两大类。关节支和其他动脉的分支在膝关节周围形成丰富的动脉吻合，即形成环绕膝关节的动脉网和髌网。膝关节动脉网分深、浅两层，主要由 7 支动脉构成。其中 5 支膝关节动脉为膝上内、外侧动脉，膝中动脉，膝下内、外侧动脉，皆为腘动脉分支。另外两支动脉：膝降动脉，为股动脉的分支；前返动脉，是胫前动脉的分支（图 2-6）。

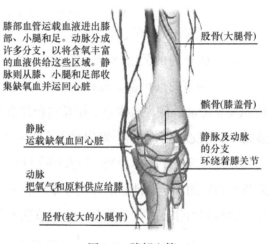

膝部血管运载血液进出膝部、小腿和足。动脉分成许多分支，以将含氧丰富的血液供给这些区域。静脉则从膝、小腿和足部收集缺氧血并运回心脏

股骨(大腿骨)

髌骨(膝盖骨)

静脉
运载缺氧血回心脏

静脉及动脉的分支环绕着膝关节

动脉
把氧气和原料供应给膝

胫骨(较大的小腿骨)

图 2-6　膝部血管

六、滑囊及关节液

关节腔内的所有结构，除关节软骨、半月软骨板以外，即便是通过关节腔的肌腱、韧带等均全部为滑膜所包裹。滑膜分泌滑液，在关节活动中起重要作用。滑膜直接附着于关节软骨的边缘并向内贴附在关节囊内的非关节区域，覆盖在关节囊、关节内韧带、骨与肌腱表面。正常滑膜分为两层，即薄的细胞层（内腔层）和血管层（内膜下层），是血管丰富的关节囊内膜，贴附于非关节面部分，覆盖于关节囊内的骨面上，不在软骨面上，此部分称为边缘区或"裸区"。滑膜呈粉红色，光滑发亮、湿而润滑，有时可见绒毛，

内含胶原性纤维。滑膜细胞有 A、B 两型。巨噬细胞样 A 型细胞表面有丝状伪足+浆膜内陷、囊泡、线粒体、溶酶体、胞质纤维和高尔基体，具有吞噬功能；B 型细胞缺少此种特征，但含有高浓度的内质网，可合成包括酶在内的蛋白质。其功能是分泌透明质酸，内膜下层含有泡沫组织，有脂肪细胞、成纤维细胞、巨噬细胞和巨大细胞，与滑膜平行的有弹性纤维，能防止滑膜的皱襞形成。滑膜的功能：①制造和调节滑液，滑膜分泌滑液在关节腔内，含有高度聚合的、高黏度的透明质酸，充当着关节内的主要润滑剂，它将关节软骨的摩擦系数减至 0.001。②滑膜有吸收作用和吞噬功能。吞噬的方式有两种：①亲脂的小分子借助于单纯弥散，在滑膜内外移动；②滑膜吞噬关节积血中的红细胞及血红蛋白，滑膜细胞在消化了吞噬物质后，可能离开内膜，进入滑膜下组织，成为滑膜下巨噬细胞。

一般人对关节液并不了解，其实它是人体器官组织的分泌物，起着润滑、滋润器官和排出毒素的作用。滑液的主要成分是水和大量营养物质，不仅能濡养关节、胃、脑、髓等组织器官，还能把人体的代谢产物通过汗、尿等方式不断地排出体外，使机体各器官组织的活动正常。若滑液减少，或滑液变得黏稠，就会使代谢产物潴留于体内，产生各种疾患。如关节滑液随年龄增大而减少，关节缺少润滑剂，关节就会因磨损而出现退行性关节炎、骨刺、骨质疏松等，关节软骨长期缺乏关节滑液还会造成骨关节坏死。随年龄增长,人体各个部位的滑液分泌越来越少，如 75 岁时关节滑液比年轻时耗减近一半。此外，夏季中老年人脾胃功能下降，会造成人体分泌滑液不足，过食辛辣食物或腹泻等，可引起滑液丢失亏损。

第二节 膝关节的基本运动功能

膝关节的基本运动：屈伸。膝关节的运动特点：①当膝关节完全伸直时，胫骨髁间隆起与股骨髁间窝嵌锁，侧副韧带紧张，除屈伸运动外，股胫关节不能完成其他运动。②当膝关节屈时，股骨两侧髁后部进入关节窝，嵌锁因素解除，侧副韧带松弛，股胫关节才能绕垂直轴做轻度的旋转运动。③膝关节运动时，半月板可发生位移，屈膝时向后移，伸膝时向前移；小腿旋转时半月板随股髁位移，一侧滑向前，另一侧滑向后。当膝关节屈曲半月板后移时，股髁曲度较大的后部与半月板肥厚的外缘接触。若此时急剧伸膝，如踢球动作，半月板退让不及，可发生挤压伤或破裂。④膝关节位于人体两个最长的杠杆臂之间，在承受负荷和参与运动中易于损伤，股骨和胫骨以宽大的内、外侧髁关节面增大关节的接触面积，可提高关节的稳固性和减小压强。

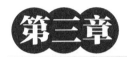

第三章

膝关节骨性关节炎的特点

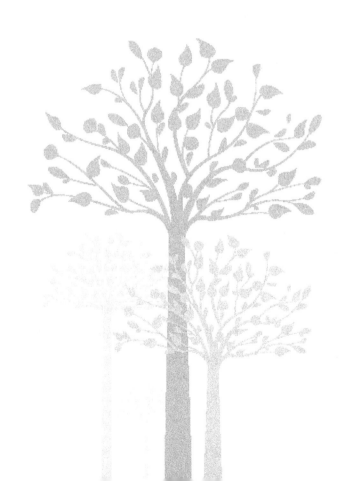

第一节 我国流行病学特点

骨性关节炎是一种以关节软骨退行性变和继发性骨质增生为特性的慢性关节疾病，多见于中老年人，65岁以上人群的患病率为60%～90%，女性的发病年龄要早些。有些老年人走路步态蹒跚、上下楼梯时膝关节疼痛难忍，甚至出现"O"形腿，这都是骨性关节炎在作怪。骨性关节炎是最常见的关节病，随着年龄增大，患病率迅速上升。超过65岁人群中50%以上有骨性关节炎的X线片证据，但是只有25%会有症状；75岁以上人群中80%会出现症状。随着人口的老龄化，骨性关节炎患者数不断增加，应引起广泛关注。种族因素也会影响骨关节的发病，西方人髋关节骨性关节炎的发生率高，而东方人膝关节骨性关节炎的发生率高。我国50岁以上人群中半数患骨性关节炎；65岁以上人群中90%的女性和80%的男性患骨性关节炎。就好比人上了年纪皮肤会出现老年斑一样，老年人膝关节衰老、长"骨刺"、疼痛、肿胀。

一、年龄影响

骨性关节炎的发生与年龄有关，随着年龄增长，骨性关节炎的发病率逐渐增加；老年人容易患膝关节骨性关节炎，这是由于对于中老年人来说，关节长年累月的负重、承受撞击和摩擦，使得关节软骨发生损伤和退行性改变。人的身体具备灵活自如的活动能力，而关节是保证身体运动灵活的"轴承"。随着年龄的增长和关节日积月累的使用，关节软骨经过长年的周而复始的各种高度负荷的摩擦和冲击，磨损越来越严重；而另一方面，关节软骨自我修复和重建的能力却随着年龄的增长越来越低，因此关节表面逐渐变得凹凸不平，同时边缘出现骨性赘生物，也就是骨刺。由于缺少了软骨的保护，骨面之间的摩擦力增大，关节活动或静止时都可能出现疼痛、肿胀、关节活动受限、僵硬伴摩擦感（即活动时发出响声）。

二、体重影响

流行病学研究发现肥胖女性膝关节骨性关节炎的发病率是正常体重女性的 4 倍。体重的增加和膝关节骨性关节炎的发病成正比。体重增加导致膝关节受力不均，关节负荷增加，使本来已遭磨损的退化的关节面承受过度的压力致软骨损伤。

三、职业影响

特殊职业人员易患骨性关节炎，如矿工、重体力劳动者、职业运动员等，主要是由于关节反复过度使用，关节软骨损伤逐渐导致。矿工、装卸工、职业运动员等，由于关节反复过度使用，关节软骨损伤逐渐导致骨质增生。1994年《风湿病年鉴》中指出，通过对年龄在 50 岁以上患有骨性关节炎的 109名患者与 218 名无骨性关节炎的人相比较，发现每日蹲位或跪位超过 30 分钟或每日爬楼梯超过 10 层的人有明显的膝关节骨质增生高发病率。

四、外伤影响

骨性关节炎总体上分为两大类，第一类为原发性骨性关节炎，往往是随着年龄的增长，关节出现退行性病变，以致关节软骨被破坏引起的骨性关节炎占大多数，目前还找不到明确的病因，但能找到相应的危险因素并进行有效防治；第二类为继发性骨性关节炎，是由于外伤、手术或其他明显因素导致的软骨破坏或关节结构改变。治疗上首先要去除或治疗原发疾病。一项新的研究搜集了 1300 多名在 1948～1964 年从约翰·霍普金斯大学医学院毕业人员的有关资料。研究显示，在 10～20 岁时膝关节受到外伤的人，比没有膝关节损伤的同龄人在今后的生活中发生膝关节炎的风险增加了 3 倍。另外，研究人员发现在成年期发生膝关节损伤的人膝关节炎的风险增加 5 倍以上。研究人员解释说："对关节的伤害力量造成软骨损伤、骨的维修碎裂及骨结构"，导致后来发生关节炎。

五、性别的影响

本病女性发病率较高，且在绝经后明显增加，与关节软骨中发现的雌激素受体有关。女性接近 50 岁时进入更年期，雌激素水平突然下降，对钙质的吸收能力随之锐减，容易出现各种缺钙症状，如脚跟疼痛、骨质疏松等。

六、合并症的影响

合并腰椎病变的患者，膝关节在活动或运动中的保护作用会减弱，加速膝关节病变的进展。当软骨下骨小梁变薄、变僵硬时，其承受压力的耐受性就减少，因此，在骨质疏松者出现骨性关节炎的概率增加。身体内多种激素对关节都有很大的影响。例如，胰岛素可促进软骨细胞合成与修复，而糖尿病患者往往由于胰岛素含量不足，容易发生骨性关节炎。生长激素对软骨有刺激作用，如果生长激素分泌不足，会导致软骨退变性改变。

第二节　膝关节骨性关节炎的常见症状

膝关节骨性关节炎患者在走路或上楼梯时有乏力和疼痛感；晨起或运动后有僵硬感；有膝关节不能伸直或弯曲的症状。关节疼痛是原发性骨性关节炎最常见的症状，随后会逐渐出现肿胀、关节僵硬、关节活动受限，到疾病晚期，关节严重受损，会出现各种畸形。

一、早期症状

绝大多数原发性膝关节炎患者发病早期多表现为髌骨和股骨滑车之间的软骨磨损或破坏，称为髌股关节炎，俗称"髌骨软化"。这是因为上下楼或蹲起时髌股关节面受力最大，所以会出现疼痛或走路"打软腿"。骨性关节炎初期信号如下：

（1）膝关节僵硬：骨性关节炎患者时常会感觉手脚僵硬，有的人久坐后突然感到有些关节像"上了锁"一样动弹不得。这种情况在早晨起床后，以及较长一段时间不运动后特别明显。

（2）关节肿大变形：当关节退化时，关节滑膜常常发炎。关节间隙积液增多，造成肿胀，使疼痛加重，甚至关节难以转动。

（3）膝关节活动受限：如果身体任意某个或某些关节，开始显得运转不自如时，应该想到可能患上了骨性关节炎，而且还有可能正处于早期。

二、晚期症状

（1）膝关节活动时会发生喀嚓声或其他的摩擦音。骨性关节炎发展到后期，由于关节软骨退化、剥落，会使软骨下的骨质暴露。当关节活动时，两端软骨下的骨头裸露，互相触碰时会发出声音。

（2）关节畸形：常出现明显的膝关节内翻或外翻畸形。

（3）膝关节活动受限：屈伸角度进一步减小，或出现角度固定。

膝关节炎晚期症状以上做了具体的介绍，骨病专家指出，晚期膝关节炎的治疗难度非常大，而且也会给身体其他器官造成很大的影响，为此患者一定要早期治疗膝关节炎，这样才能避免以上膝关节炎危害的发生。

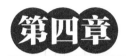

第四章

膝关节骨性关节炎的检查及诊断

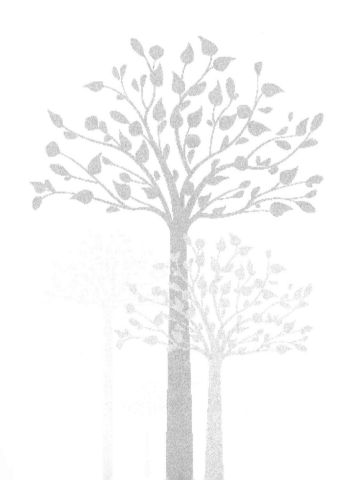

第一节　基本检查方法

在进行膝关节体格检查之前，应嘱患者脱去裤子、鞋和袜子，充分暴露双侧膝关节，按望、触、动、量的诊法和特殊试验顺序进行检查，由于某些髋关节疾患往往影响到膝关节，因此，在检查膝关节之前，对髋关节应做一些相关的体格检查，以除外髋关节的疾患。

一、了解正常结构特点

膝关节包括三个关节，即髌股关节及内侧和外侧胫股关节。关节的稳定性由内、外侧副韧带，前、后交叉韧带和关节囊等保持。侧副韧带保持内外侧的稳定性，而前交叉和后交叉韧带则维持前后和旋转的稳定性。膝关节腔与周围多个关节囊如后内半膜肌囊、髌上囊、髌下囊及鹅状滑囊等相通。

二、了解膝关节正常活动功能及范围

正常膝关节有屈曲、伸直和旋转功能。正常膝关节能伸直至水平位和屈曲至 130°～150°，被动活动时可超伸 5°～10°，屈膝时足跟可接触臀部。当屈膝 90°时，因内、外侧副韧带松弛，膝关节可有 10°内旋及 20°外旋活动。膝关节伸直位时则无内收、外展及旋转活动；屈曲位时，正常髌腱两侧出现凹陷（俗称"膝眼"）。

三、一般检查方法

检查时应充分暴露和放松膝关节，对比左右两侧。患者仰卧位，膝关节伸直位，观察关节有无发红、肿胀及肿胀的具体部位，如髌上和髌骨侧面饱满或肿胀提示关节积液或滑膜炎；髌骨表面局部的肿胀常见于髌前滑囊炎；沿关节线前外侧或内侧的局部肿胀提示半月板囊性肿胀。屈曲位时，观察"膝眼"是否存在。如消失也提示膝关节积液或滑膜炎。从髌骨上缘 10cm 处的大腿伸侧开始触诊，了解关节及关节周围有无发热、增厚、结节和触痛。注意触痛的具体部位，如关节间隙触痛提示关节软骨、内侧或外侧半月板、前交叉韧带、内侧或外侧副韧带、髂胫束或腓骨头受累。膝关节间隙触诊最好的姿势是仰卧位，足静止不动，髋和膝关节分别屈曲 45°和 90°。肌腱附着点触痛提示肌腱端炎。滑囊炎是膝关节局部触痛的另一原因，以鹅状滑囊和髌前滑囊最常受累，其触痛点定位准确，偶有轻微肿胀，但髌前滑囊炎可明显肿胀。髌骨的触诊也很重要，膝关节伸直位时，压迫髌骨使整个关节面与下面的股骨相接触，移动髌骨是否有骨摩擦感。正常功能的膝关节也可有轻度骨摩擦感，而有明显骨摩擦感可提示髌股关节的骨性关节炎或髌骨软化症。为了鉴别胫股关节还是髌股关节的病变，可把髌骨上抬，同时被动屈伸膝关节，如无疼痛提示髌股关节的病变。关节肿胀者，应鉴别是由关节积液还是滑膜增厚引起。增厚的滑膜质地柔软，与周围的软组织和肌肉有明显的不同；滑膜增厚通常最早出现在内侧髌上囊和内侧胫股关节处。如浮髌试验明显阳性提示关节积液。当积液量少（4～8ml），浮髌试验可疑时，检查者可用一只手的手掌从膝内侧向外上方按压，将液体挤入外上部髌上囊，然后轻轻敲打膝关节的外侧，如在关节内侧间断性地出现流体波或膨胀，即"膨隆"征，提示为积液。如关节肿胀明显而浮髌试验不明显，触之有揉面感及"膨隆"征持续存在，提示滑膜增厚，关节积液者需定期测量关节的周径。

检测膝关节的活动范围时，如膝不能完全伸直提示屈曲挛缩或大量关节积液，过度超伸为膝反张。膝伸直位时有内收、外展及旋转活动，提示侧副韧带和（或）交叉韧带松弛或损伤。为了鉴定是侧副韧带还是交叉韧带的损伤，首先让患者的膝关节保持在伸直位，检查者用一只手固定股骨下端，另一只手握住踝关节近端使小腿外展，如膝关节内线有分离提示内侧副韧带和后交叉韧带撕裂，如为阴性，再把膝关节屈曲 30°进行同样的试验；如出现阳性，提示内侧副韧带撕裂，而后交叉韧带正常。同样，膝关节不同弯曲度的内翻试验也可鉴定外侧副韧带伴或不伴后交叉韧带损伤。另外，检查者把手放在膝关节上，被动运动膝关节有无摩擦感，阳性结果见于骨性关节炎或半月板损伤。为进一步检查半月板，使患者小腿内旋，膝关节屈曲 90°，如在内侧或外侧关节线有局限性触痛则分别提示内侧或外侧半月板损伤。当然还可进行旋转挤压试验和 Apley 研磨试验等鉴定。

注意观察患者的站立和行走情况。站立时两腿并拢，观察双膝及踝能否同时并拢。若两踝能并拢但双膝分开者为膝内翻（"O"形腿）；两膝并拢而双踝分开者为膝外翻（"X"形腿）。观察患者行走时的步态，注意有无跛行、屈曲挛缩和关节锁定。关节锁定指突然不能伸直关节，可伴有疼痛和弹响，常提示有明显的关节内异常，包括游离体或软骨撕裂等。并从患者身后观察有无腘窝 Baker 囊肿。Baker 囊肿是半膜肌囊内侧的肿胀，可破裂进入腓肠肌，引起腓肠肌肿胀，这是类风湿关节炎患者单侧腓肠肌肿胀最常见的原因，应与深静脉血栓形成相鉴别（图 4-1）。

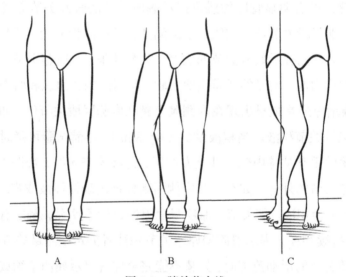

图 4-1　膝关节力线

A. 正常膝关节力线；B. 内翻膝关节力线；C. 外翻膝关节力线

第二节　特殊检查方法

一、浮髌试验

患者仰卧，伸膝，放松股四头肌，检查者一手虎口对着髌上囊，压迫膝部，将膝内液体压入髌骨下，一手轻压髌骨后快速松开，可觉察到髌骨浮起，此为阳性。正常膝内液体约 5ml，当膝内液体达 50ml 时，方为阳性（图 4-2）。

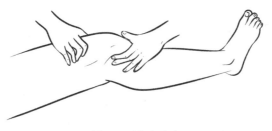

图 4-2　浮髌试验

二、髌骨摩擦试验（Soto-holl 征）

患者仰卧位，伸膝，检查者一手按压髌骨，使其在股骨髌关节面上下活动，出现摩擦音或疼痛者为阳性。见于髌骨软化症（图 4-3）。

三、McMurray 试验

患者仰卧，检查者一手拇指及其余四指分别按住膝内外间隙，一手握住足跟

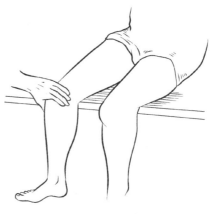

图 4-3　髌骨摩擦试验

部，极度屈膝。在伸屈膝的过程中，当小腿内收、外旋时有弹响或合并疼痛，说明内侧半月板有病变；当小腿外展、内旋时有弹响或合并疼痛，说明外侧半月板有病变。

四、伸直受限征（Helfet 征）

当膝关节半月板损伤有绞锁时，关节不能全伸，表现为伸直后胫骨粗隆不外旋，而维持在髌骨中线上。

五、局部压痛（McGregor 征）

内侧半月板损伤时，内侧副韧带中间的关节面部分有明显的压痛点。

六、重力试验

重力试验用于检查盘状半月板和侧副韧带。患者健侧卧位，患膝外展，自动伸屈膝，如膝内有响声或疼痛加重，则病变在内侧半月板；若膝外侧痛，则可能是外侧副韧带损伤。如膝内疼痛减轻，则病变在外侧半月板。若膝内侧疼痛减轻，则可能是内侧副韧带损伤。患侧卧位，则相反。

七、伸膝试验（Pisani 征）

外侧关节间隙包块，在伸膝时消失，屈膝时出现，可能为外侧半月板囊肿。

八、指压试验（Fimbrill–Fisher 征）

检查者以指尖置于内侧副韧带前方的关节间隙，屈膝，旋转小腿数次，或同时伸膝，若为内侧半月板损伤，则可感觉到手指下有物体在移动，并可伴疼痛及摩擦声。可用同法检查外侧半月板损伤。

九、研磨试验（Apley 征）

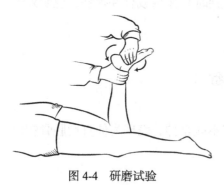

患者俯卧，屈膝 90°，检查者双手握患肢足部，左腿压住患腿，若出现疼痛，则为侧副韧带损伤；将膝下压，再旋转，若出现疼痛，则为半月板损伤；轻微屈曲时痛，则为半月板前角损伤（图 4-4）。

图 4-4　研磨试验

十、侧位运动试验（Tkchler 征）

患者伸膝，检查者一手握踝；一手扶膝，做侧位运动，向内侧推时外侧痛，提示有外侧副韧带损伤；向外侧推时内侧痛，提示内侧副韧带损伤。

十一、抽屉试验

患者仰卧，屈膝，检查者双手握住膝部之胫骨上端，向后施压，胫骨后移，则提示后十字韧带断裂；向前施压，胫骨前移，则提示前十字韧带断裂（图 4-5）。

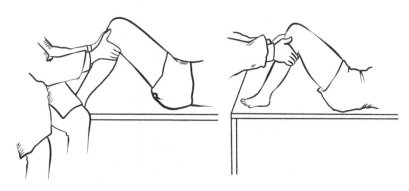

图 4-5　抽屉试验

十二、过伸试验（Jones 试验）

患者仰卧，伸膝，检查者一手固定膝部，一手托起小腿，使膝过伸，出现疼痛者可能是半月板前角损伤、髌下脂肪垫肥厚或损伤、股骨髁软骨损伤。

十三、肌警觉性征（Lannelongue 征）

膝关节结核时，关节活动受限，平衡功能遭到破坏，因此步态停滞、不连贯。

第三节　影像学检查方法

一、X 线检查

本检查方法简便、经济，诊断理论成熟，且具有良好的空间分辨率，其空间分辨率大于 CT 和 MRI。X 线检查目前仍然是骨关节疾病首选、必要和基本的诊断检查手段，它特别适合用于骨关节疾病的急诊检查。常用正位和侧位摄片，也可以放大摄影、软组织摄影和体层摄影，但不能做横断位摄影。X 线摄片可以作为治疗后追查的基础照片，是判断疗效的重要资料，适用于观察骨的微细结构变化，但其密度分辨力并不理想，不适于软组织病变的分析，仅能分析钙化、脂肪瘤及明显的软组织肿胀影（图 4-6）。

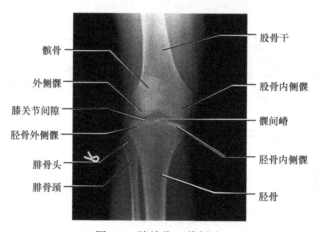

图 4-6　膝关节 X 线摄片

髌骨
外侧髁
膝关节间隙
胫骨外侧髁
腓骨头
腓骨颈

股骨干
股骨内侧髁
髁间嵴
胫骨内侧髁
胫骨

二、数字 X 线摄影检查

数字 X 线摄影（DR）一般分直接数字 X 线摄影（DDR）和间接数字 X 线摄影（IDR）两种。DR 机由 X 线影像接收器、数据采集器、X 线机和计算机等部件组成。DDR 多采用电子板技术（平板探测器直接将 X 线能量转换为电信号再形成数字信号的方法），其批处理量大、曝光量明显减低，可行图像后处理，存储简便。骨小梁和软组织显示明显优于普通 X 线和 CR 片。采集速度快，可减少废片率和重扣次数。利于图像网络化传输和管理。但其检查费用较高。

三、计算机体层摄影检查

自从 1999 年出现了四层采集计算机体层摄影（CT）检查后，CT 设备的进一步发展体现了 YT 绿色革命的概念：即在所有的技术改良中，要突出实现更低的 X 线剂量、更快的采集与重建速度、更便捷和多样的重建处理、更短的患者等候时间及更好的患者舒适度。扫描速度的增快，使得骨关节的 CT 二维和三维图像重建质量得到进一步提高。CT 的密度分辨率明显优于普通 X 线，分辨组织密度差异的能力较普通 X 线检查敏感 10～25 倍，利用窗宽、窗位的选择可得到良好的对比，亦可应用静脉内注射造影剂进行增强扫描来观察骨和软组织结构。常规轴位扫描能良好地显示骨和软组织的解剖结构与病变，矢状位和冠状位的图像重建则有助于空间关系的观察。CT 扫描可明确骨关节及软组织病变的大小、范围、密度变化及关节周围结构和病变对邻近组织的侵袭。由于 CT 具有极好的密度分辨率，且能避免结构重叠，所以 CT 可以发现普通 X 线检查难以发现的病变，对确定病变性质亦有一定帮助。CT 是早期发现类风湿关节炎、皮肌炎和强直性脊柱炎等合并肺纤维化最好的影像检查方法。由于 CT 的空间分辨力不及普通 X 线检查，缺乏整体概念，对平行于扫描层面的裂隙或撕裂易遗漏。因此，CT 不能代替普通 X 线检查。只有两者相互补充，才能提高病变的发现率和正确诊断率。目前 CT 骨关节检查主要应用于髋关节、膝关节、腕关节、骨盆、椎间盘病变等复杂解剖部位或 X 线难以检查的部位。

四、磁共振成像检查

磁共振成像（MRI）检查是一种无创性的安全检查方法，可作任意层面成像，其密度分辨力高，可较准确地区分同一解剖部位各种组织和脏器的轮廓及其间的界线。MRI 对四肢大关节及关节周围病变的诊断具有很高的诊断价值，能够显示正常与病理肌肉、关节软骨、关节囊、滑囊、腱鞘等。因而肌肉和骨组织成分特别适用于做 MRI 检查。目前，MB（关节造影）、MR 仿真关节镜和软组织病变的波谱分析研究已成为临床新的热点。X 线检查和 MR 成像与病理对照及其间相互结合已成为骨肌影像诊断发展的基础。MRI 评价骨肌病变的优势：①骨髓，准确显示骨髓结构轻微损害，骨髓异常的表现为局限或弥漫性脂肪信号消失；②显示隐性骨折和骨挫伤；③显示软骨、肌腱、韧带；④界定损伤病变范围及肿胀分期；⑤显示软组织病变及其范围。MRI 对软组织层次的分辨力虽优于 CT，但其对水肿和钙化的识别不及 CT，不能显示骨的微细结构。此外，MRI还具有成像时间长及检查费用昂贵等缺点（图4-7）。

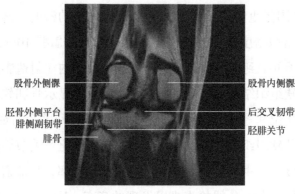

股骨外侧髁　　　　　　　　　　　股骨内侧髁

胫骨外侧平台　　　　　　　　　　后交叉韧带
腓侧副韧带　　　　　　　　　　　胫腓关节
腓骨

图 4-7　膝关节 MRI 摄片

五、B型超声检查

　　超声波检查已广泛应用于肌肉骨骼系统，适用于判断软组织结构，尤其是含水分多的软组织。它对表浅病变的判断比深在病变容易，对肌腔损伤的诊断最具有价值，其对腰肌损伤和肌膜炎的鉴别优于 MRI。超声波对判断骨性关节炎的关节软骨的轻微改变有一定帮助；适用于观察髋关节、膝关节及软组织病变。由于该方法的诊断正确性往往与操作者的手法技术密切相关，因此，手法技术的不正确往往可造成某些病变的漏诊和误诊。

第四节　诊 断 标 准

　　膝关节炎的症状可以是隐袭发展的，尽管影像学有明显的进展。早期行走时可感觉到疼痛，晚期，休息时，特别是夜间在床上亦有疼痛。主被动活动时疼痛是关节受累的一个显著特征。膝关节的疼痛可以广泛或局限于髌骨、关节两侧、膝后方、股骨远端、胫骨近端。关节僵硬感，活动后可以有一些缓解，继而负重后的疼痛逐渐明显，膝关节压痛点通常是不对称的，位置随时间可能变化。主被动活动时可感觉到关节的粗糙摩擦感，渗出液可多或少。膝后部孤立的囊肿可以很巨大，内压很高。视诊或触诊可观察到骨端的膨大。有很多的患膝关节骨性关节炎的患者体形肥胖，关节周围的脂肪沉积会影响渗出液的观察。增生的滑膜伴炎症不多见，轻微的股四头肌萎缩常可见到，伴有关节积液，不同于类风湿关节炎时明显的肌肉萎缩。随膝关节骨性关节炎进展，会出现膝内翻，偶有膝外翻，还会有侧方或前后向的不稳定（抽屉试验）。不稳定在仰卧位不明显，负重后加重，这显示出膝关节站立负重位摄片的优点。跛行步态可因疼痛、肌肉无力、关节不稳所致；观察步态时明显，而查体有时无阳性发现。患者感觉到患肢不适，这种感觉大多因为大量的渗出液牵拉扩张关节，改变了解剖结构的稳定性所致。美国风湿病协会诊断膝关节骨性关节炎的标准要求膝痛和放射学改变至少需符合下述之一：①年龄大于 50 岁；②晨僵持续时间少于 30 分钟；③活动时有关节摩擦感。

一、关节疼痛

关节疼痛指患者诉说的关节部位的疼痛感觉。它几乎是所有关节炎患者的第一主诉。而且由于人体对疼痛的耐受性不同也是最难做出客观评估的。通常，不同原因的关节炎患者对关节疼痛的反应不同，但同一种关节炎发生在不同的人疼痛的反应也不尽相同。一般而言，疼痛程度的轻重与关节炎症的轻重呈平行关系。通过临床观察发现，常见的一些关节炎患者的疼痛各具有不同的规律性，例如，急性发作的痛风性关节炎患者多诉说受累关节突发剧痛，难以忍受，夜不能眠，不敢触摸、活动，2～3 天内疼痛达到顶点，1 周左右逐渐自行减轻至消失；膝关节骨性关节炎患者负重或上、下楼时感觉关节痛；手关节骨性关节炎患者随手的活动过多而痛，随手的活动减少而消失；强直性脊柱炎患者的腰背痛多隐袭发生，进展缓慢，逐渐加重，以一个姿势时间较长，如久坐后起立时或清晨起床后，出现尤为明显的腰背部疼痛和僵硬感，活动后症状减轻或消失；类风湿关节炎患者的关节痛表现为缓慢发生，持续存在，进行性加重，多节，对称分布，以及患者对疼痛甚为敏感。

关节痛是关节炎的重要表现之一，它也可能是将要发生的关节炎的先兆，或是已愈的关节炎的残留症状。除此之外，还应了解关节痛的原因是多方面的，可见于所有关节和骨原始疾病、软组织风湿病、感染性疾病（病毒、立克次体、细菌、螺旋体等）、药物反应、过敏及免疫接种等。另外，关节病常见于正常人群，女性多见，尤其是分娩后女性。有的人从儿童时期出现关节痛并延续一生，常与气候有关。关节痛还可能是精神障碍及其他风湿病的一种表现。

二、关节肿胀

有的关节炎患者不仅反映关节痛，还会诉说关节变大。如感到握拳不紧、蹲下困难、戒指脱不下、手表戴不上、手伸不进旧手套、足穿不进旧鞋等，这些提示有明显的关节肿胀。典型风湿热的关节肿胀积液不多，持续时间不长，呈游走性，一个关节肿胀不超过几天，当另外的关节发病时，原有的关节肿胀消失；与之相反，类风湿关节炎的关节肿胀呈慢性、进行性、持续性和多发性。一个关节肿胀持续几周不退，又有新的关节发生肿胀。如此延续，在类风湿关节炎患者可见数个至数十个关节肿胀，但是，关节肿胀作为一个症状不一定可靠。因为有些患者感到好像自己的关节肿了，而事实上缺乏客观改变。

三、发僵或晨僵

发僵作为一个症状，是指关节难活动的一种感觉，而不是关节不可逆的僵硬或强直。也有人将发僵描述为开始活动或移动时，在关节有长时间的阻力感和困难感。发僵出现在许多关节炎患者在关节长时间无活动后，在早上尤为明显。将患者早晨的发僵称为晨僵。晨僵的严重程度不是可靠的指标，而它持续的时间长短则与劳动性有关，并可用于判断治疗效果。因此，晨僵是一项可靠的指标。在临床上用晨僵持续时间长短作为判断晨僵程度的一种方法。以患者清晨醒后关节活动出现的发僵感作为起点，至患者穿衣、起床及起床后活动过程中发僵感最大程度地宽松或减轻（不一定消失）的时间作为止点，将起点至止点间的时间间隔作为晨僵时间，以小时或分钟表示。为比较准确地计算晨僵时间，医师必须向患者讲明计算晨僵时间的如上方法，要求患者以时钟为准，并应连续观察几天，以便得到较可靠的动态数据。发僵或晨僵的机制不明，有的资料提出可能与局部组织水肿、静脉和淋巴回流受阻及炎性物质的堆积有关。发僵或晨僵在一些关节炎患者具有特征性，如类风湿关节炎患者在疾病活动时期，晨僵一般持续时间长，甚至大半天；许多强直性脊柱炎患者以腰背部发僵或晨僵作为主诉而就医；而骨性关节炎患者晨僵通常在半小时以内。发僵与疼痛无关，而有的患者常将关节不适或发僵与疼痛混淆。

四、关节局部发红

关节表面皮肤发红或伴发局部温热感多见于感染性关节炎、风湿热的关节炎及痛风性关节炎，其他关节炎少见。但是，下肢多发结节性红斑患者，经常出现膝或踝关节表面的皮肤发红，患者亦以下肢及关节疼痛、肿胀、红和热为主要痛苦，因此应注意与关节炎表现出的异常进行区别。

五、关节变形

一些病程长及关节结构受到破坏的患者会诉说关节外形发生变化，如手或足关节的偏斜、扭曲或挛缩，膝关节变大，背部后凸，腰不能挺直等。仔细观察这些变化往往具有诊断特征性。

六、关节功能障碍

炎性关节炎引起的关节正常活动范围缩小常常是患者就医的原因。由于上肢关节炎，患者可感到穿衣、扣纽扣、梳头、拿碗筷、执笔及劳务操作等动作难以完成；下肢关节炎患者从座椅上起身、站立、下蹲及步行均感困难，有的患者因此卧床不起。关节功能障碍有可逆性和不可逆性两种。前者见于关节结构正常，而主要为滑膜炎和关节周围组织炎症病变者。这类患者一旦炎症得到控制，关节功能可恢复至正常。后者见于关节结构已遭破坏，如关节间隙狭窄或消失的患者，其功能障碍无法自行恢复至正常。

七、其他

作为关节炎患者非关节部位最常见的不适有发热（从低、中度发热如风湿热、类风湿关节炎到高热如赖特综合征）、疲乏和无力，以及因关节疼痛带来的焦虑及睡眠障碍等。但是，这些症状都不是诊断关节炎的特异性指标。已知关节炎的症状特征为关节红、肿、热、痛、发僵、变形和功能障碍。但是并非所有关节炎患者都具备以上各项特征：关节红和热只见于少数几种关节炎，故不能作为提示关节炎的必备症状；关节痛几乎为各种关节炎患者的主诉之一，但如只有关节痛而无其他症状特征，这种关节痛也缺乏关节炎的特征性。因此，可以认为，关节肿胀和（或）功能障碍应是关节炎必备而有特征性的症状，而关节变形则是关节炎晚期的症状。

第五节　关节病的基本影像学征象

一、关节积液及关节周围软组织肿胀、钙化和肿块

关节积液和关节周围软组织肿胀是关节炎最常见的 X 线表现，其主要 X 线征象为关节间隙增宽、脂肪垫和肌间脂肪组织移位或模糊消失，关节周围软组织肿胀、层次模糊或消失，整个关节密度增高。手和足的小关节腔内积液时表现为对称性梭形肿胀。软组织肿胀往往是关节炎早期唯一的 X 线表现，但无特异性。一般 X 线片不能分辨关节腔内有无积液，只能依靠这些间接征象进行推测。钙化一般密度较高，易于识别。关节周围软组织肿块一般表现为局限性软组织密度增高，多伴有邻近继发性骨侵蚀。CT、超声波及MRI 均可直接显示关节腔积液。超声波可证实少量关节内积液，表现为关节囊肿胀呈无回声或低回声。积液的超声波表现无特异性，如结合临床对推测积液的性质如血或脓等有一定帮助。MRI 检查优于超声波，可提示积液性质及与关节有关的组织之间的异常关系。CT 和 MRI 对区分水肿、炎症与积液较为困难，但增强扫描有助于诊断。

二、滑膜或滑膜样增生

滑膜或滑膜样增生在 X 线片上不易显示且无特异性。而 MRI 对滑膜病变的范围和活动性的评价具有一定价值，特别是增强扫描后，急性炎症组织和增厚的滑膜均表现为强化。此表现亦见于 CT 增强扫描，但其缺乏组织间的密度区分。滑膜纤维化和出血由于具有特征性 MRI 表现，而易于区分，含铁血黄素沉着和纤维化在 T_2 加权象呈低信号，而滑膜本身则呈中、高信号。滑膜炎于超声波呈结节状低回声伴有关节积液表现，但其无特异性。

三、关节面和骨质侵蚀破坏

普通 X 线片主要表现为在关节切面上，骨性关节面局部消失，呈小点状破坏；骨性关节面毛糙、模糊、糜烂、中断或消失。由于普通 X 线的分辨率较低，其在观察关节软骨时需做关节造影检查；关节周围骨质呈局限性或普遍性疏松。在超声波上，透明软骨呈低回声束，局灶性软骨缺损、皮质骨侵蚀、软骨下囊肿等关节软骨面改变需通过关节造影来显示软骨变薄或破坏，但超声波判断软骨增厚不可靠。CT 和 MRI 可较清楚地勾画出关节软骨；MRI 能直接显示关节软骨，可得到最佳层面显示关节软骨（图 4-8）。

正常　　　　　　　　　　骨关节炎

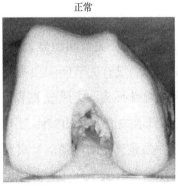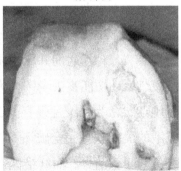

图 4-8　软骨形态

四、关节内退行性改变

关节内退行性改变包含关节内韧带和纤维软骨结构异常及继发性骨软骨体形成。普通 X 线表现为关节内有"石榴子"样的骨体。少数病例可见数个米粒样或巨大游离体。游离体表面光滑、大小数量不等，其中心密度较外周低。与病理对照研究显示：骨体的表面覆盖有滑膜和透明软骨。软骨与骨之间有钙化环绕；骨体中心有疏松的骨小梁及结缔组织；游离体表面为钙化环，中心是骨体组织。MRI 诊断半月板撕裂的敏感性和特异性都很高。半月板撕裂表现为半月板内信号强度增高并扩展至关节面或伴有半月板外形异常和碎裂；韧带肌腱断裂表现为异常信号强度。

五、关节间隙增宽、变窄、强直和钙化

关节间隙增宽一般见于关节积液，类风湿关节炎可因关节周围韧带松弛而使关节间隙增宽。关节间隙狭窄时常提示有关节软骨破坏，一般常伴有关节面骨质侵蚀破坏或呈周围硬化的小囊状改变。类风湿关节炎的关节间隙狭窄呈一致性狭窄，骨质侵蚀较快，狭窄发生于骨质侵蚀之前；痛风性关节炎的骨质侵蚀发生在关节间隙狭窄之前；骨性关节炎的关节间隙狭窄以持重部位较为显著，末节指间关节狭窄则以两侧较为明显；结核性关节炎关节间隙狭窄一般见于病程晚期；且关节间隙呈不一致性狭窄；化脓性关节炎关节间隙狭窄进展很快，且呈一致性狭窄。

关节强直是关节软骨完全破坏后的结果，分为骨性和纤维性两种。骨性强直的 X 线表现为构成关节的骨端有骨质相连，关节间隙显著狭窄或消失，并见骨小梁穿越；若骨端之间并无骨质相连，仅有关节间隙狭窄和纤维组织贯穿，以及关节活动功能丧失者则称为纤维性强直。类风湿关节炎的关节强直多发生于晚期，常为纤维性强直。CT 显示关节强直的整体性不及 X 线平片。MRI 显示的关节软骨完全破坏及骨性强直，可见骨髓信号贯穿于关节骨端之间，且关节间隙消失；而纤维性强直尽管有关节间隙存在，但骨端之间可见高、低混杂的异常信号，骨端边缘不整，甚至破坏。

关节软骨和半月板钙化多见于老年退行性改变、创伤及痛风等病变。

六、关节骨对位异常

由于关节本身或其周围软组织的变化可发生关节对位异常，即关节面与骨的中轴不在一条直线上，表现为关节畸形、脱位、半脱位；屈曲或过度伸直的关节畸形常见于类风湿关节炎、银屑病关节炎和硬皮病。关节脱位或半脱位亦可见于类风湿关节炎、银屑病关节炎及夏科关节。腕关节尺侧偏斜常见于类风湿关节炎。足拇趾内翻常继发于痛风性关节炎和类风湿关节炎。CT检查时，病理性关节脱位常见关节或其邻近组织病变的 CT 表现。其对髌骨位置异常、肩关节和胸锁关节位置异常、尺桡下关节半脱位等的诊断优于普通 X 线检查。

（一）关节对位

关节对位分为关节对位正常、半脱位和全脱位三种情况。其中以关节半脱位较常见，多见于外伤，亦是化脓性关节炎、结核性关节炎、类风湿关节炎及系统性红斑狼疮等关节病的晚期表现之一。

（二）关节间隙

1. 关节间隙增宽

关节间隙增宽常见于有关节积液时。透明软骨或纤维软骨增生时亦可引起关节间隙增宽。

2. 关节间隙狭窄

关节间隙狭窄是关节软骨逐渐被完全破坏的结果，见于多种关节病。急性化脓性关节炎的关节间隙狭窄始于关节的持重部位，其进展速度很快（以日计），很快会出现关节软骨下骨质的破坏。滑膜型关节结核的关节间隙狭窄多从关节的持重部位开始，进展缓慢（以月计），晚期才出现骨质破坏。类风湿关节炎的骨质破坏多在发病后 2 年出现，进展较为缓慢（通常以年计），关节间隙狭窄一般从关节的两侧开始，但也可以不对称。

3. 关节强直

关节强直是关节炎时关节软骨完全破坏的结果，分为骨性强直和纤维性强直两种。骨性强直表现为骨小梁通过关节腔，关节间隙显著狭窄或完全消失，使相对的两个骨端紧密相连，犹如一骨。该处密度与周围骨质完全相同。骨性强直多见于化脓性关节炎。纤维性强直则表现为关节间隙狭窄，但无骨小梁通过关节面。该处骨密度一般较低，有骨质稀疏现象。由于有纤维组织粘连而使关节失去活动功能。此型强直常见于类风湿关节炎。

4. 关节软骨钙化及关节内游离体

关节软骨钙化分为骨性关节面上的不规则钙化、局部骨性关节面隆起增厚及关节间隙内出现异常钙化三种表现，可见于关节的退行性改变、假性痛风及氟骨性关节病等。关节内游离体多见于滑膜骨软骨瘤病、夏科关节炎及骨性关节炎等。

（三）关节骨质结构

1. 骨质疏松

骨质疏松是指单位体积内正常钙化的骨组织减少，但每克骨内钙盐含量正常。病理上表现为骨小梁间隙增大、骨皮质变薄等。一般根据骨质疏松累及的范围将其分为广泛性骨质疏松、区域性骨质疏松和局限性骨质疏松三种。广泛性骨质疏松多由全身性疾病引起，可累及中轴骨和四肢骨，但最早和常见累及部位为脊柱。区域性骨质疏松多为各种原因引起的失用性改变。局限性骨质疏松常见于类风湿关节炎等疾病的早期或关节结核等局部病变的周围。

骨质疏松的 X 线表现：①骨皮质内骨吸收，皮质菲薄，厚度小于 1mm，皮质密度减低，可见条纹影且其数量增加（如手掌骨等甲状旁腺功能亢进症、外伤后）。②骨内膜骨吸收，骨内膜扇形变且其范围扩大。③椎体终板：边缘锐利且菲薄，细如发丝或铅笔线影，负重性（纵向）骨小梁变细且稀少，最后塌陷致楔形或双凹变形或硬化，此硬化可能与骨小梁压缩坏死有关。

2. 局限性骨质吸收和破坏

局限性骨质吸收和破坏的特征为关节面或关节缘的糜烂、凹凸不平、模糊、中断及骨质疏松等骨质的侵蚀和破坏，在破坏的边缘可有硬化。类风湿关节炎的骨质侵蚀表现为关节缘和软骨下骨质小的穿凿样骨质吸收，边缘清楚，可有或无硬化边。在膝关节处的骨质侵蚀以胫骨侧缘及中间缘较明显。结核性关节炎的早期骨质破坏常开始于关节的非持重部位（如关节缘）。化脓性关节炎的早期骨质破坏则开始于关节两对称面骨端的持重部位。痛风性关节炎的骨质侵蚀性破坏发生于关节缘，常伴有邻近周围软组织局部肿胀和高密度结影。骨性关节面下的骨小囊状改变及伴发的周边硬化则多见于关节的退行性改变及类风湿关节炎等关节病。

3. 骨质增生

骨质增生表现为关节边缘唇状或骨刺样增生，常见于骨性关节炎。有时可伴有关节间隙狭窄、关节内游离体或韧带骨化。

4. 骨端蘑菇状变形

骨端蘑菇状变形表现为骨端蘑菇状增大，见于血友病晚期和大骨节病等。

（四）关节周围结构

关节周围的结构包括关节囊、肌腱、韧带及软组织等。关节周围肿胀是指关节囊积液和软组织肿胀或增厚，常见于结核性关节炎、化脓性关节炎、类风湿关节炎、外伤、血友病、色素绒毛结节性滑膜炎及痛风性关节炎等。结核性关节炎的晚期可以出现软组织萎缩。类风湿关节炎的晚期则可并发软组织挛缩，致使出现关节脱位和畸形。痛风性关节炎的关节周围软组织内可见痛风石。关节囊钙化常见于夏科关节及偶见于滑膜型结核性关节炎等。

关节炎首选的基础检查方法是普通 X 线检查。根据病情需要可再选择其他必要的影像学检查。各种影像学检查方法均有其优点和缺点，只有综合分析临床表现及各种影像学检查结果，才能做出正确诊断。熟练掌握各种关节病的影像学特点，才能对上述关节疾病的读片方法应用自如。

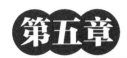

第五章

膝关节骨性关节炎的临床表现

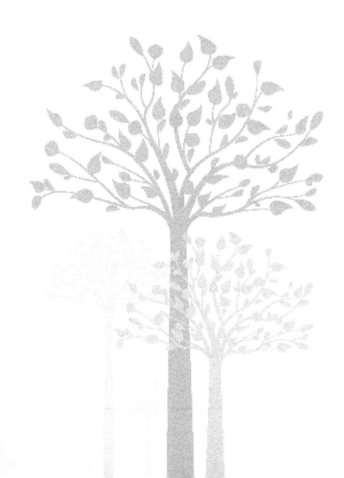

第一节　临床症状及体征

（1）发病缓慢，多见于中老年肥胖女性，往往有劳累史。

（2）膝关节活动时疼痛加重，其特点是初起疼痛为阵发性，后为持续性，劳累时及夜间更甚，上下楼梯疼痛明显。

（3）膝关节活动受限，甚则跛行。极少数患者可出现交锁现象或膝关节积液。

（4）关节活动时可有弹响、摩擦音，部分患者关节肿胀，日久可见关节畸形。

（5）膝关节痛是本病患者就医常见的主诉。其早期症状为上下楼梯时疼痛，尤其是下楼时为甚，呈单侧或双侧交替出现；出现关节肿大，多因骨性肥大造成，也可见关节腔积液；滑膜肥厚很少见，严重者出现膝内翻畸形。

（6）膝关节正、侧位 X 照片，显示髌骨、股骨髁、胫骨平台关节缘呈唇样骨质增生，胫骨髁间隆突变尖，关节间隙变窄，软骨下骨质致密，有时可见关节内游离体。

第二节　评估标准

Lequene 和 Mery 膝关节骨性关节炎严重度指数见表 5-1。

表 5-1　Lequene 和 Mery 膝关节骨性关节炎严重度指数

项目	评分
Ⅰ.疼痛或不适	
A. 在夜间休息时	
·只在挪动或某特定位置	1
·不挪动	2
B. 起床后晨僵或疼痛持续时间	
·少于 15 分钟	1
·15 分钟或更多	2
C. 站立维持 30 分钟后疼痛加重	1

项目	评分
D. 行走时疼痛	
·只是在行走一段距离后	1
·行走后很早就有	2
E. 从座位上站起时不需要上肢的帮助	1
Ⅱ.最大行走距离	
·超过 1km，但有限制	1
·大约 1km（15 分钟）	2
·500～900m（8～15 分钟）	3
·300～500m	4
·100～300m	5
·少于 100m	6
·应用单个手杖或单拐	+1
·应用双手杖或双拐	+2
Ⅲ.日常活动能力	
·你能上一层标准的楼梯吗？	0～2
·你能下一层标准的楼梯吗？	0～2
·你能蹲下吗？	0～2
·你能在不平的地上行走吗？	0～2
得分评价：容易	0
有困难	1（或 0.5 或 1.5）
不能	2

膝关节骨性关节炎的临床严重程度的评价见表 5-2。

表 5-2　膝关节骨性关节炎的临床严重程度的评价

评分	障碍
＞14	极其严重
11～13	非常严重
8～10	严重
5～7	中度
1～4	轻度

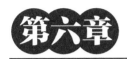

第六章

膝关节骨性关节炎的治疗方法

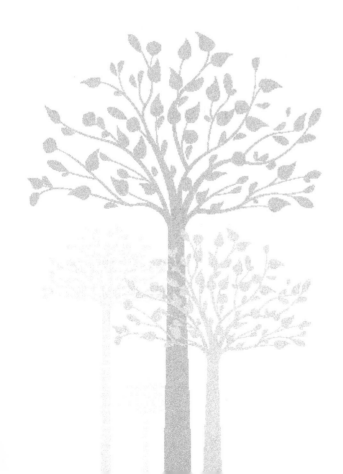

第一节 药 物 治 疗

一、口服药物

对于大多数骨性关节炎患者，轻度至中度疼痛可以通过口服止痛药物控制。主要包括各种非甾体消炎药（NSAIDs），如选择性 COX-2 抑制剂（萘丁美酮、依托度酸等）及中枢性止痛药物如盐酸曲马多等。在药物治疗中必须注意的是，要警惕一些药物的消化道不良反应，如上消化道出血、溃疡、穿孔等，还有药物会引起血小板凝集抑制等不良反应。临床上还经常使用氨基葡萄糖和硫酸软骨素治疗骨性关节炎，这两种药物可以增强关节软骨对营养的吸收，维持关节的韧性和弹性。

二、关节内注射治疗

这也是一种能够缓解关节症状的治疗方法，常用药物有透明质酸制剂和糖皮质激素，前者在国内已在临床使用了一段时间，有一定的疗效。糖皮质激素止痛效果出现快。值得注意的是，关节内注射治疗是一种侵袭性操作，要避免医源性关节内感染，对糖皮质激素的应用要慎重。

第二节 自 我 治 疗

自我治疗包括减少不合理的运动，适量活动，避免不良姿势，避免长时间跑、跳、蹲，减少或避免爬楼梯，减肥，进行有氧锻炼如游泳、骑自行车等，进行关节功能训练如膝关节在非负重位下屈伸活动，以保持关节最大活动度，肌力训练如髋关节骨性关节炎应注意外展肌群的训练等。

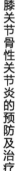

第三节　运动治疗

一、骨关节病运动疗法的观念

　　多数骨性关节炎患者并不需要服药，需要手术的更是少数。而有一种治疗长期被我们所忽视，那就是运动治疗。在各大骨性关节炎权威指南和共识中，运动锻炼都被当作骨性关节炎治疗的"基石"来进行推荐。但目前在我国，运动锻炼在骨性关节炎防治中的应用很有限，很多人包括部分医生对骨性关节炎运动疗法的认识远远不够。大家对骨性关节炎运动锻炼的一个常见认识误区是：骨性关节炎是一种磨损性疾病，运动会导致关节磨损，所以一旦患了骨性关节炎就不敢再运动了，甚至连日常走路都小心翼翼，"能走两尺，绝不走一米"。要想在我国开展骨性关节炎运动疗法，首要任务就是要纠正这些认识误区，给大家树立正确的骨性关节炎运动观念。法国Chevalier 等对 3000 位医生进行调查，只有不到 15%的医生会将运动处方作为骨关节病的一线治疗。值得警惕的是，超过 24%的医生会建议晚期骨关节病患者卧床休息。加拿大的调查则发现只有不到 1/3 的患者得到医生的忠告要进行运动治疗，其中绝大多数选择在家自行锻炼。众多的研究证实运动锻炼能有效治疗骨性关节炎，而且费用低廉，几乎没有不良反应。美国、加拿大、澳大利亚等国及欧洲国家已有 20 余个骨性关节炎运动锻炼的指南。国际骨关节炎研究协会指南强烈建议髋、膝关节骨性关节炎患者应该坚持进行规律性的有氧锻炼，以及肌肉强度和关节活动度锻炼；英国国家优化卫生与保健研究所的指南则认为，骨性关节炎患者，无论年龄、并发症、疼痛严重程度还是功能障碍程度，均应将运动锻炼作为其核心治疗方法，运动锻炼应包括局部的肌肉强度锻炼和全身的有氧运动。运动锻炼为何被如此众多的权威机构所推崇？首先，它可以增强肌肉力量，强健的肌肉可以更好地保护关节；同时，运动锻炼可以帮助关节软骨获得营养——软骨没有血液供应，需要通过运动挤压从关节液获得营养，长期不活动的人关节软骨更容易退化；此外，运动锻炼对全身器官如心、脑、肺等都有益处。

二、运动治疗在骨关节病防治中的作用

（1）三级预防：减轻疼痛，改善功能。

（2）二级预防：延缓疾病发展。

（3）一级预防：降低骨关节病发生率。运动疗法可以减轻疼痛和改善关节功能，对早期症状轻的髋、膝关节骨性关节炎，运动治疗可以减轻疼痛。肌力锻炼对短期控制疼痛，效果更好。有氧运动更有利于改善关节的长期功能。不同运动方式效果不一样。运动方式应该个体化。运动锻炼的有效性与X线片病情轻重没有关联，如果运动锻炼停止，效果也会逐渐消失。

三、治疗骨关节病运动处方的主要形式

（1）热身运动：慢跑、体操，至少 20～25 分钟。

（2）耐力训练：快走、慢跑、骑自行车，20～60 分钟有氧运动，中等强度＞30 分钟，高强度＞20 分钟。

（3）缓和运动：慢跑、走路，有氧运动后缓和运动 10～20 分钟。

（4）柔软度训练：拉伸，每个动作必须涵盖完整的关节活动度，伸展肌肉直到感觉不舒服，维持姿势 10～30 秒，每部位拉 3～4 次，2～3 天/周。

（5）阻力训练：每个动作必须涵盖完整的关节活动度。每次以 1 小时内为佳，每个部位至少 8～12 次，2～3 天/周。控制运动强度，运动中不能与伙伴大声说话。运动后困乏 2 小时内消失。

四、中晚期骨性关节炎患者的运动处方

1. 冷热疗法

疼痛急性发作期，或久行、活动后出现肿胀、发热感时，可适当给予局部冰敷冷疗（每次约 20 分钟即可）。慢性疼痛期，更多的是采用温热疗法，建议使用热水袋局部热敷双膝。

2. 夹球疗法

坐在床面或地板上,双手扶稳,双腿稍屈膝,用大腿内侧部分夹住球(足球或排球),每次夹挤保持约 5 秒,缓缓放松,重复约 20 次,可将球于大腿内侧上、中、下各段交替放置。

3. 抬腿疗法

自然仰卧平躺于床上,一条腿屈膝(最好大于 90°)立于床板上,另一条腿保持伸直状态,慢慢抬离床面约 10cm,保持约 5 秒,缓缓放下,重复约 20 次,可左右交替。

4. 坐位抬腿练习

找一个稳固的椅子,身体稍前倾,坐于椅子的前半部,双手压稳椅子,一条腿屈膝舒适立于地面上,另一条腿保持伸直状态,慢慢抬离地面约 10cm,保持约 5 秒,缓缓放下,重复约 20 次,可左右交替。

五、骨性关节炎患者的锻炼方法

(1)骨性关节炎患者要避免做高强度的负重锻炼,具体如下:

1)蹲起:有的骨性关节炎患者想通过蹲起来锻炼肌力和关节活动度,其实这种锻炼与爬山、爬楼类似,对膝盖,特别是髌骨是不利的,会加速髌骨软骨的磨损和损伤。

2)爬山、爬楼:会对膝盖前方的髌骨产生很大的压力,特别是下山或下楼梯时的压力又比向上爬的压力高出 2~3 倍。因此,对于膝关节骨性关节炎患者,应当尽量避免爬山、爬楼运动。

3)扛重物:扛或背重物会加重关节的负荷。

(2)同时必须再次强调,还要进行一些积极有益的锻炼,主要包括:

1)保持关节活动范围的锻炼:指每天都要进行患病关节在各方向上的活动锻炼,并且要使关节尽量拉伸开,活动到最大极限。这一点非常重要,日常的活动不能取代关节活动范围锻炼。当然,如果有关节肿胀、疼痛等不适，就需要在疼痛能够忍受的范围内、循序渐进地进行轻柔运动。

2）增强肌肉锻炼：强壮、有力的关节邻近的肌肉群可保持关节稳固，使活动变得更舒适。

3）适当耐力锻炼：耐力锻炼不仅对关节有益，更重要的是有益于心肺功能，并能改善精神状态。在各种耐力锻炼的项目中，水中运动、走路和骑自行车是最常用的。走路是骨性关节炎患者理想的锻炼方式，应当鼓励多走路，除非有严重的髋、膝、踝等关节疾病或关节不稳。水中锻炼如游泳或泡温泉对僵硬、疼痛的关节尤其有好处，因为水的浮力可以减少关节承受的重力，温水还能放松肌肉，减少疼痛等不适。骑自行车，或健身房内的单车，也是一种很好的锻炼方法。

第四节　手术治疗

骨性关节炎症状十分严重、药物治疗无效的，且影响患者日常生活的，应该考虑手术干预。对膝关节骨性关节炎，行关节镜下关节清扫术对有些患者，术后近期有一定的疗效，但远期效果则不能肯定。膝关节表面置换手术对于大多数骨性关节炎、类风湿关节炎患者，在缓解疼痛、恢复关节功能方面具有显著效果。

一、膝关节镜手术

膝关节镜手术被认为是对膝关节病变较好的治疗手段。传统的膝关节手术创伤大，出血较多，术后恢复慢，关节处有较大手术瘢痕。相比之下，膝关节镜手术具有创伤小、出血少、疗效确切、恢复快、并发症少及手术瘢痕小等优点，诊断准确率高，能发现 X 线片及 MRI 上难以发现的疾患，被认为是膝关节疾患诊断的"金标准"。膝关节镜手术不用大范围地暴露关节，创伤自然比切开手术要小，出血少，痛苦也小得多，并发症少，可以较早离床活动，住院时间明显缩短，一般术后 3 天可以出院，相应地也减少了住院费用。而以往常规膝关节手术则需要开 10cm 左右的刀口。这样小的切口消除了许多患者，特别是女性患者对术后遗留瘢痕的恐惧，更加容易接受手术治疗。

关节镜下关节成形+清理术虽不能完全除去骨性关节炎病因及恢复其正常的解剖结构，但可清除或修整关节内致病的病损组织和炎性介质，恢复了关节面的平整性，改善了关节内环境，从而打断了骨性关节炎的恶性循环，对治疗骨性关节炎有肯定的疗效。简单地说，正常的膝关节犹如新装修的房子，平整光洁，但随着时间的流逝，墙面出现剥脱，地面出现灰尘，骨性关节炎的发生就像这种情况。关节镜下的清理术就是给关节做一个大扫除，将关节内的陈旧物去除，但不会影响关节结构，并且这种扫除可以多次进行。

关节镜手术属于微创手术，其危险性与其他手术相比很小，基本局限于麻醉风险。术后感染的概率很低。血栓性静脉炎也是关节镜手术的潜在危险。深静脉血栓的发生概率很低，与使用止血带及患者的年龄有关。其他可能的并发症包括器械折断、关节血肿和神经损伤，但较深静脉炎更为罕见。

关节镜术后恢复相对较快，通常在术后 2～4 周恢复到术前状态，但进一步的功能恢复可能持续更长时间。而且以后可以再做其他手术，如截骨术或关节置换术，关节镜下关节成形+清理术或磨削技术不会增加上述手术的难度。

关节镜下成形+清理术应该用于活动多，年龄大，症状为轻到中度，保守治疗无效的患者。病例选择应根据病史、体检和 X 线表现。年龄不应是选择关节镜下清理术的唯一标准。症状持续时间较短及以机械症状为主的患者术后效果较好。X 线有对线不良的患者，尤其是有外翻畸形者，术后效果较差。

（一）适应证

关节疼痛、肿胀、渐渐发生运动受限，关节反复积液，影像学检查无关节间隙过度狭窄；有临床症状和影像学改变，但疼痛的程度与影像学表现不成比例，或接受传统医学方法治疗但发生骨折的患者；慢性、稳定（影像学）的骨关节炎患者，病情急剧明显加重；骨性关节炎患者伴原发机械运动障碍。"理想"患者是：接近正常的股骨-胫骨排列，骨赘形成确实对功能有影响。退行性半月板撕裂导致机械症状的患者通常较退行性半月板撕裂外加关节软骨全层增厚者疗效更好。

（二）膝关节镜术后康复

手术后需要对膝关节加压包扎，使用弹力绷带，可在膝关节上使用冰袋，旨在减少关节积血及减轻患肢肿胀，缓解疼痛。手术后即可进行患肢股四头肌等长收缩，可有效地防止术后肌萎缩的发生。膝关节镜术后早期进行积极的膝关节的康复训练，主被动进行关节屈伸功能训练，也可借助持续被动运动（continuous passive motion，CPM），特别要注意股四头肌肌力的训练，出院后仍需继续，需维持到术后半年左右。

（三）康复训练

功能锻炼总体来说包括三大方面，一是肌肉力量，二是关节活动度，三是负重及行走练习。不是所有功能康复都会顺利，特别是做韧带重建等大手术者。如果在特殊的锻炼活动后膝关节出现肿胀或疼痛，应该减少或停止锻炼，直到感觉好转，或者经相应的医疗处理。如果症状持续存在，应及时与医生联系。

康复程序没有时间表，患者应根据自己的承受能力及锻炼后的反应调节，掌握循序渐进的原则。

1. 肌肉力量练习

（1）直腿抬高练习：仰卧位，健侧膝关节屈曲，患侧膝关节伸直。慢慢抬起患肢，足跟距离床面约 12cm，保持 5 秒。继续抬高 12～24cm，再保持 5 秒。然后与先前的程序相反，放下 12cm，保持 5 秒，再放下 12cm，回到起始位置。重复 10 次。在坐位时，膝关节从屈曲逐渐伸直，反复练习，以加强股四头肌力量。

（2）强化练习：开始练习前在踝关节上放置沙袋等重物，从 1kg 逐渐增加，4 周后最大增至 5kg。或者助手施加对抗的力量，患者对抗练习。患者也可自行用健侧肢体施加对抗力量帮助练习。

（3）股四头肌力量较弱者，往往不能自行完成直腿抬高练习，这时可以在助手辅助下，将大腿抬高约 90°，这时患者只需很小力量即可稳定大腿。患者可缓慢将大腿向下放，每次约 10°，持续 1 分钟。反复练习后即可完成直腿抬高练习。

2. 关节活动度练习

（1）坐位屈膝练习：坐于床边，腘绳肌收缩，屈曲膝关节，尽量往后屈曲。

（2）卧位屈膝练习：先直腿抬高至90°，双手交叉握住腘窝，利用小腿重力向下屈曲膝关节，再施加腘绳肌收缩尽力屈曲。

（3）坐位伸膝练习及抱腿屈膝练习：在坐位时，膝关节从屈曲逐渐伸直，反复练习。坐于床面，屈膝。双手交叉握于小腿中段，向后施加拉力，屈曲膝关节。

（4）终末伸膝练习：仰卧位，膝关节下方垫一毛巾卷或枕头。伸直膝关节并保持5秒，然后慢慢回到起始位置。重复10次。强化练习：开始练习前，在踝关节上绑缚沙袋等重物，从1kg逐渐增加，4周后最大增至5kg。

（5）仰卧伸膝练习：仰卧位，膝关节置于床沿，小腿伸出于床面以外，小腿重力下垂，伸直膝关节。

关节镜术后功能锻炼从术后当日开始，通常在术后4周门诊复诊，为什么要4～6周？因为这个阶段患者应该密切配合康复治疗。但很遗憾，这个最佳时间患者基本在家度过了。由于缺乏专业的指导，患者又不是专业人士，加之中国传统文化的影响"伤筋动骨一百天"，多数患者采取静养、基本不动的做法。这样经过4周，当复诊的时候肢体关节会出现不同程度的活动度丢失、关节粘连，因此这个阶段随诊有利于纠正患者错误的康复方式。

（四）膝关节镜术后康复训练计划

（1）直腿抬高训练：仰卧位，膝关节伸直，抬高下肢至30°～45°，维持10秒后放下，反复进行。每日2次，每次30～60分钟。

（2）髌骨内推活动：完全伸直膝关节，用同侧拇指压在髌骨（膝盖骨）外侧缘，向内推动髌骨，至最大限度后松开，反复进行。每日2次，每次15分钟。在疼痛允许的情况下可以进行负重活动和膝关节伸屈活动。但是切忌忍痛强行伸屈膝关节，否则会引起滑膜在关节内的挤压，加重滑膜充血水肿。

（3）术后第2～3周，直腿抬高训练，每日2次，每次30分钟。在此基础上加强膝关节伸屈活动度训练。膝关节伸屈活动训练时会稍有疼痛，应当坚持训练，一般要求在术后第3周屈曲达到90°。随着滑膜炎症的消退，活动度训练时的痛感会逐渐减轻。伸屈活动的锻炼时间为每日2次，每次30分钟。术后4周开始，进一步加大屈膝活动度，一般要求在术后6周屈膝能够超过120°。每日2次，每次15分钟。同时进行压腿训练以保证膝关节能够完全伸直。

将仰卧位直腿抬高活动改为坐位主动伸膝活动。方法：坐在凳子上或者床边，先悬垂小腿，而后极力伸直，在伸直最大程度位维持10秒后放下。刚开始因为肌力没有恢复，不可能完全伸直，并会有些疼痛，但只要坚持锻炼，会逐步到完全伸直。训练时间每日2次，每次15分钟。在能够轻松完全伸直后，可以在脚踝挂重物练习，从1kg开始，直到能够在踝部挂5kg重物。

增加患侧单腿负重半蹲训练，半蹲范围0°～45°（膝关节完全伸直时为0°）。方法：先完全伸直（0°）站立，缓慢屈膝关节，下蹲到45°，在该体位坚持5～10秒后站起，反复进行。每日2次，每次15分钟。开始训练时因为肌力未恢复，单腿支撑较困难，更难在屈膝45°维持5～10秒。可以先进行双腿半蹲，随后过渡到患侧单腿半蹲。一开始半蹲后可以马上站起，在肌力有所恢复后再进行维持45°半蹲训练。下蹲幅度不要超过45°，否则有加重损伤的可能。

二、胫骨高位截骨术

胫骨上端高位截骨术用于骨性关节炎的手术治疗。膝关节骨性关节炎常伴有膝内翻或膝外翻畸形，并产生关节内的持重应力分布的改变。在膝关节内翻时，应力集中在膝关节的内侧部分，并使发生在膝内侧的退行性改变进展加速。相反，如膝关节畸形呈外翻位，则这些变化均发生在膝关节的外侧部分。截骨的主要目的是通过矫正膝关节轴线和增加关节的稳定性以改善膝关节功能。1958年，Jackson首先提出胫骨上端截骨术（upper tibial osteotomy）和股骨髁上截骨术治疗伴有内外翻畸形的膝关节骨性关节炎，使疼痛得以缓解。1961 年，Jackson 和 Waugh 报道了胫骨结节下截骨术，治疗膝关节骨性关节炎，所做的 10 例患者均使疼痛缓解。1962 年，Wardle 报道了胫骨结节以下 10cm 截骨，17 例患者中，除 3 例外均得到疼痛缓解。1963 年，Jacksont 和 Waugh 提出胫骨结节以上水平截骨，即胫骨高位截骨（high tibial osteotomy），并称之为安全、有效的治疗措施。Coventry 认为胫骨高位截骨有下述优点：①截骨矫正近膝关节畸形部位；②经松质骨截骨，血运丰富，骨性愈合快，很少合并延迟愈合或不愈合；③截骨面用 U 形钉固定使骨端牢固接触，起到持续加压作用，手术操作简单，术后外固定少，制动时间较短，可早期行膝关节功能锻炼；④股四头肌和腘绳肌的收缩可在截骨面间产生压力，有利于骨端愈合；⑤可调整侧副韧带的紧张度，有利于关节的稳定；⑥必要时可在胫骨截骨的同时行关节内探查或髌骨结节前移术。

（一）影响因素

影响截骨术效果的因素很多，术前应对患者进行临床、放射学及生物力学等多方面的综合评价，尤其注意以下几点：

（1）选择患者应考虑到年龄、体重及活动量等因素。Coventry 等认为宜选年龄＜65 岁者，如超过 70 岁者可列入相对禁忌证，但亦可因各人的具体情况不同而异。Kettelkamp 认为对体重超过 90kg 者术前应予减肥，因此类患者可由于脂质代谢减慢而出现下肢静脉炎、肺栓塞和钉道感染，手术野深在而增添操作的困难，亦不利于术后进行康复锻炼。Coventry 建议病例宜选日常生活中活动量较大者，术后能够拄拐，且具有足够的肌力进行关节活动和康复锻炼。术前医师还应向患者阐明肌力锻炼的重要性，并开始指导患者进行股四头肌等功能锻炼，为术后的康复治疗奠定基础。

（2）Coventry 的经验表明，膝关节冠状面上内翻畸形的角度越大，截骨术后的效果越差。Kettelkamp 认为膝内翻畸形 10° 时适于胫骨高位截骨术，否则，对前者宜考虑人工全膝关节置换术，而后者宜选用股骨髁上截骨术。

（3）通过负重下（站立体）摄 X 线片显示单侧关节间隙为主的退行性变征象，相应部位出现膝内翻和外翻畸形，而对侧的关节间隙表现为相对的"正常"，此时选用胫骨高位截骨术较为理想。膝内翻畸形伴有外侧间隙疼痛者，X 线片亦可显示外侧正常，而此时若行关节镜或骨扫描检查可发现其外侧亦存在关节的退行性改变，应注意掌握手术指征。

（4）术前选择病例时必须考虑膝关节的稳定性因素，凡术前严重功能性不稳定（包括侧副韧带及后交叉韧带等因素）者，行胫骨高位截骨术后关节功能均未能得以改善。Kettelkamp 强调后关节囊及后交叉韧带的作用，并提出严重膝内翻时可造成前外侧韧带明显松弛，后者以选股骨髁上截骨为佳。他还建议术前拍摄单下肢负重位关节在内或外翻应力作用下 X 线片，通过内、外间隙的 X 线征象间接判断膝关节的侧方稳定。严重功能性不稳定亦可出现髌骨脱位或半脱位，需事先予以矫正再考虑行胫骨高位截骨术。Mynert 随诊发现术后疗效与术前膝关节的稳定性无关，有些患者最大侧向活动 12.5°，但术后效果满意。术后关节不稳定的增加与手术有明显关系，如果关节不稳定增加超过 5°则效果很差，因此他同意 Coventry 的观点，术中应紧缩关节的侧方结构。

（5）术前应检查膝关节的活动度，大多数学者均强调拟行胫骨高位截骨术者膝关节屈伸活动范围应＞90°，Devas 认为至少应＞75°，膝过伸不应＞5°，固定畸形不应＞20°。屈曲畸形的矫正术不宜与胫骨高位截骨术同时进行，须先用石膏管形或通过手术矫正，否则可选用人工全膝关节置换术同时矫正两个方向的畸形。

（6）胫骨平台严重的骨丢失造成的单侧胫骨髁的骨质疏松，将妨碍截骨术后关节应力在双侧胫骨平台的均衡分布，并产生关节功能不稳定的"摇晃作用"（teeter effect）。一般通过膝关节前后位 X 线照片可估计骨丢失程度。

（7）截骨术前应了解关节内病变情况，确定是否除骨性关节炎外还有其他病变，如游离体及半月板撕裂等。如果检查后肯定有上述病变，应选择合适的方法进行处理；如果检查后尚不能肯定，则宜先行截骨术。Fujisawa 报道了 126 例在胫骨近端高位截骨术前及术后 4 个月至 6 年用关节镜进行随诊的总结。国内一项研究系统观察了胫股关节、髌股关节软骨及半月板的变化，证实在截骨术后 6～12 个月剥脱的关节软骨面开始为纤维组织覆盖，12～18 个月关节软骨缺损区明显缩小，而纤维组织增厚，2 年后软骨面可达完全修复，撕裂的半月板亦重新修复。

（二）适应证

胫骨上端高位截骨术适用于：

（1）膝关节骨性关节炎患者，因膝关节疼痛及功能障碍影响工作和生活，且非手术治疗无效者。

（2）骨性关节炎在 X 线片上显示以单髁病变为主，而且与内、外翻畸形相符合。

（3）手术后患者能够使用拐杖，术后有足够的肌力进行康复锻炼。

（4）膝关节屈伸活动范围＞90°。

（5）患侧血管正常，没有严重的动脉缺血或大静脉曲张。

（三）禁忌证

（1）由于软骨下骨丢失，使单侧胫骨平台凹陷超过 10mm 者。

（2）膝关节屈曲挛缩畸形＞20°者，屈曲受限＞90°者。

（3）对于神经营养不良性关节、感染性关节、类风湿关节炎、骨缺血坏死、创伤后关节炎伴膝关节内、外畸形者均不宜选用高位截骨术。

（4）内翻畸形＞12°或外翻畸形＞15°者。

（5）双侧关节间室被波及者。

（6）患侧的髋、踝及足部关节的功能与截骨后进行膝关节康复锻炼相关联，同侧髋关节畸形和活动受限并非是截骨术的禁忌证，但应进行先期手术矫正髋关节至功能位，再行截骨术矫正膝关节畸形。

（四）术前准备

（1）认真检查膝关节，确定关节的活动范围、畸形程度，并检查关节内、外侧固定装置及前后交叉韧带，以确定有无关节不稳。拍摄单下肢负重位内、外翻应力下 X 线片，判断膝关节的侧方稳定性。

（2）如果患者有严重的关节积液，应行关节穿刺检查，以排除关节内感染等其他病变。

（3）行关节造影，以了解各关节间室的情况，以及关节面是否光滑完整，有无关节内游离体。

（4）拍摄单下肢负重位下肢力线片，画出下肢力线，测量畸形角度。为测量准确应注意拍片长度要足够，避免肢体旋转。同时应该记录有无膝关节半脱位，并拍股骨髁和髌骨切线位片。

（5）测量截骨角：Coventry 用 Boucher 等所设计的方法来计算截除楔形骨的大小。在楔形基底部每 1mm 长大概可矫正 1°，如矫正 20°=楔形基底长 20mm。也可应用 Slocum 等方法来准确测量切骨基底的宽度，在术前用一个三角形进行测量。

（五）胫骨上端高位截骨术麻醉和体位

胫骨上端高位截骨术需硬脊膜外阻滞麻醉或全身麻醉。患者仰卧位，膝关节保持在屈曲 90°位，以使膝关节后方的腘动、静脉，腓总神经，大腿的髂胫束等结构处于松弛状态，避免术中损伤。大腿部缚止血带。

（六）胫骨上端高位截骨术手术步骤

膝外翻和膝内翻截骨的手术方法基本相同，现以外翻截骨纠正膝内翻为例加以介绍。

1. 切口

为行胫骨高位外翻截骨，应截除部分腓骨，按截除腓骨部位与方式不同可选用两种切口：①弧形外侧切口，远端起始于腓骨小头稍下方，向近端延伸经过膝关节的外侧中点达到股骨外侧髁，通过这一个切口可同时完成截除腓骨小头和胫骨外翻截骨。②由两个切口组成。为行腓骨截骨，在腓骨中段由腓骨小头至外踝的连线上做一长 3cm 的直行切口；为行胫骨高位截骨，可在胫骨结节下方 2cm 开始，沿胫骨嵴前缘向近侧延伸，再沿胫骨外髁斜线向近外侧走行，达膝关节间隙水平。

2. 腓骨的处理

切口显露腓骨头、髂胫束、腓侧副韧带和股二头肌腱，分离保护腓总神经，把腓侧副韧带和股二头肌从腓骨头切断，并向近侧牵开。在前面将两者形成之 Y 形联合腱的远端掀向上方，再分离髂胫束的后方 2.5cm 部分，可横行切开，以暴露胫骨外髁和膝关节。结扎膝外下动脉和静脉。在腓骨头颈交界处可横行截断腓骨头。另一做法是只切除腓骨头和颈的内侧部分，这样侧副韧带和股二头肌的附着点可被保留，省去术后重建附着点的步骤。所保留下的腓骨近端外侧骨片在胫骨完成截骨并闭合断端时，可使其与胫骨相贴符。腓骨截骨切口显露腓骨时是在腓骨外侧于腓骨短肌与伸趾长伸肌间进入即可显露腓骨，并将其斜行截除 1cm。

3. 胫骨的处理

截骨应在胫骨结节近侧进行。先切开胫骨近端至髌韧带止点之间的骨膜，以锐性骨膜剥离器从外侧剥离至前方中线。再以钝剥离器将外方骨膜剥离至中线，用 Hohman 牵开器分别于胫骨的前、后方骨膜下插入并牵开，以保证有足够的手术野。用电锯做截骨时可指示深度和起到保护作用，同时可使全部腘部结构和腓总神经置于牵开器以外。胫骨截骨应强调在直视下进行，并要有 X 线监护。可先在胫骨髁处插入 1 根克氏针作为标志，经 X 线检查后确定其近端截骨线应距离胫骨平台以远 2cm 并平行于关节面。远端截骨线的位置或楔形截骨的底边距离取决于术前的精确计算和术中的观察测量，是术中重要步骤，应特别注意。做胫骨楔形截骨时，可先切断前、后侧皮质，保留部分内侧皮质。截骨面要求整齐，以便对合。胫骨后侧皮质如有部分未能切除时，可用尖嘴咬骨钳咬除。所保留的内侧皮质用锐骨刀徐徐截断，使之成为青枝骨折，然后胫骨远近端对合。也可以用克氏针在内侧皮质钻通 3～4 个孔，伸直膝关节，闭合截骨端，使骨端紧密对合。

4. 胫骨的内固定

胫骨的内固定方法很多，可根据术者的经验加以选择。常用的如下：

（1）U 形钉固定：在胫骨的前面和侧面，用 1～2 个 U 形钉从外侧向内侧固定截骨断端。

（2）张力带固定：在胫骨髁的外侧面于关节线下方约 1cm 处插入 1 根克氏针，该针由外向内呈斜行，经截骨线穿过截骨远端胫骨，以克氏针针尖刚露出胫骨内侧骨皮质为宜。穿行中应保持克氏针与胫骨轴线呈 45°。同法穿第 2 根克氏针，并使其与第 1 根针平行。在胫骨外侧面的骨皮质于胫骨结节以下 2cm 处平行钻 2 个骨孔，用 1mm 粗的钢丝从中穿过，紧贴着胫骨外面做"8"字形交叉，再绕过胫骨髁上的克氏针根部拧紧钢丝。胫骨髁部露出的克氏针自根部弯成一弧形，剪去多余的长度，并使有弧度部分朝向皮下。

（3）L 形钢板或加压钢板固定，以及外加压固定架等。

选用内固定应以方法简便、固定牢靠、有适当的加压作用、能促进骨折的愈合及术后早期活动为原则。

5. 缝合切口

缝合切口前应放开止血带，彻底止血。在腓骨近端钻 2 个骨孔，把股二头肌腱和腓侧副韧带附丽点，于生理张力下用羊肠线通过骨孔固定在腓骨上。Y 形联合腱前部可与髂胫束缝合，后部及远端可与腓骨肌及胫前肌腱膜分别缝合固定。置负压吸引管，缝合髂胫束，分层缝合皮下组织和皮肤，加压包扎。

（七）胫骨上端高位截骨术术中注意要点

（1）术中要注意保护腓总神经，最好将腓总神经首先分离出用橡皮条加以保护。截骨时应将膝关节置屈曲 90°位，特别是在凿除后侧皮质时应用牵开器将腘动脉和静脉向后拉开，防止损伤。截骨须在直视下进行，可分次取出楔形骨块。

（2）为防止胫骨关节面的碎裂，近侧截骨线设计要准确，操作要轻柔。如果胫骨内侧塌陷，则近端截骨线斜向内下方，以增加近侧端骨的体积。

（3）缝合切口前应修复膝关节外侧副韧带。股二头肌腱和外侧副韧带在腓骨上固定，应保持一定张力，防止发生膝关节不稳定。

（八）胫骨上端高位截骨术术后处理

（1）术后用长腿石膏托固定 4～6 周，X 线片显示截骨愈合后，去掉石膏开始进行康复锻炼。如果内固定牢靠，则可允许患者早期开始关节功能练习或采用关节被动练习器辅助练习。

（2）术后第 1 天即可允许患者扶拐行走，并开始股四头肌功能练习。

（3）应用抗生素预防感染。

（4）负压吸引应每日计量，术后 24～48 小时或每日引流量＜50ml 时可拔除引流管。

（九）胫骨上端高位截骨术并发症

（1）畸形矫正不足、过度或复发：Coventry 报道单侧间室骨关节炎内翻畸形的患者施行胫骨上端高位截骨术后，最常见的并发症是畸形的复发，导致关节再度疼痛。其原因可能是：①术前 X 线测量不够精确，术中截骨时产生误差；②固定不牢，包括内固定物安放位置不当、不够坚强或石膏外固定维持不良等；③负重过早，使骨端愈合的过程中截骨角度逐渐改变。Kettelkamp 认为认真进行术前设计十分重要，术后须早期拍片，若发现矫正不当可再手术，亦可用石膏矫形。如果在手术时外翻截骨过度矫正 5°～7°，内翻截骨过度矫正 0°～3°则效果满意。

（2）神经血管损伤：腓总神经位置表浅，紧贴腓骨颈走行，在显露和切除腓骨上端时或术后石膏、绷带束缚过紧均易将其损伤。血管损伤少见，多发生在使用钢针、钢板、螺丝钉行内固定或做软组织广泛剥离时，如损伤胫前动脉，可造成前筋膜间室综合征。偶有报道损伤腘动脉者，如果术中屈曲膝关节，使腘部血管处于松弛状态则可避免损伤。

（3）胫骨近端骨折：可发生于胫骨平台、髁间嵴及内侧骨皮质。原因有二：①近端截骨线过高、倾斜角度过大而进入胫骨平台或髁间嵴；②胫骨内侧骨皮质截骨不完全，在闭合楔形时造成内侧皮质的纵向劈裂。胫骨近端骨折是一严重的并发症，直接影响手术效果，故一经发现应立即处理，力争达到解剖复位。

（4）有 80%膝内翻、70%膝外翻的患者，经截骨术治疗可以获得满意的效果。但术后膝关节功能的恢复需一定时间，故手术疗效应在手术 1 年后评定。10 年后随诊，疼痛减轻和功能恢复者超过 60%。手术疗效不佳的主要原因是手术中畸形纠正不足或矫正过度。

（5）再手术：Rudanz 对膝关节外翻截骨术者，经 3～15 年随诊发现再手术率为 10.9%，包括再次截骨矫形、人工膝关节置换术、关节清理术等。

（6）膝关节粘连：Macintosh 曾报道在胫骨近端高位截骨术的同时行膝关节清理术，随诊 13 年的满意率达 82%。但 Coventry 认为两种手术同时进行易合并膝关节粘连，甚至感染，故主张单独进行。

（7）其他并发症：有术后下肢静脉血栓形成、肺栓塞及筋膜间室综合征，少数患者可以出现切口感染和骨折不愈合。

三、HTO 开放截骨术

截骨术虽然产生于 20 世纪 60 年代，但在国内没有获得很好的推广，除了技术方面、固定材料方面的因素，还有医生和患者对其接受度不高的原因，甚至很多医生都认为其仅仅是一种过渡性手术，而不是一种终极性的、彻底的治疗方法。近年来，随着认识的深入、技术的进步、相关固定材料的改进，此项技术在国内得以重新开展、应用，而且更加规范、成熟。相比目前采用较多的膝关节置换手术，该手术技术具有创伤小、恢复快、主观满意度高等优点，而且大部分患者可以恢复运动能力，也就是说术后能走，能跑，能跳，重新焕发生命的活力；而与其他截骨技术相比，如外侧闭合胫骨高位截骨术，该技术稳定性好，一次截骨可以将下肢力线精确调整到位，而且术后恢复快，对日常生活影响期短。特别需要指出的是，只要病例选择得当，技术把握得好，内侧开口胫骨高位截骨术可以成为一种终极性治疗方式——让患者重获无痛而灵动自如的关节。

HTO，即胫骨高位截骨术，其初衷是通过胫骨近端截骨，把力线从发生炎症和磨损的膝关节内侧间室，转移到相对正常的外侧间室，从而达到缓解关节炎症状并延长膝关节寿命的目的。对于正常力线的膝关节来说，就是内侧负重多（60%），而外侧负重少。如果胫骨还存在一定程度的内翻畸形，就会显著增加作用在内侧间室软骨上的压强，超过软骨承受的范围，引发一系列软骨磨损和炎症的恶性循环，形成内侧骨性关节炎。在骨性关节炎没有发展到外侧之前，HTO 通过纠正胫骨内翻畸形，把下肢力线适当转移到正常的外侧间室，从而明显地减低内侧间室的压强，将其恢复到软骨能够承受的正常范围内，可以有效地阻止软骨的磨损，缓解疼痛症状，甚至使已磨损的软骨和受伤的半月板有条件得以自我修复。临床实践证明，HTO 可以有效地缓解疼痛，维持膝关节功能，甚至恢复某些患者重体力劳动的能力，延长患者膝关节的自然寿命。

HTO 经过了超过 50 年的临床应用，如今已经发展成为一项更安全、准确而又有效的手术技术，每年治疗数以万计的膝关节骨性关节炎患者。

Insall 等所著的《膝关节外科学》（*Surgery of the Knee*）一书中有这样一段话："从长期随访来看，如果以转行全膝关节置换术（TKA）作为 HTO 失败的终末点的话，截骨术的失败率并不高，一般在 20% 以下"。换句话说，对于一位准备接受 HTO 的患者来说，大概有 80% 的可能性无须再做 TKA 手术进行翻修。

然而 HTO 随访文献中不同中心之间的结果差别很大，远远不似 TKA 的随访结果稳定，有些结果甚至非常差强人意。Ritter 等进行了一项多中心的 HTO 随访结果的综合分析，得出的结论是"HTO 的可靠治疗时间约为 6 年，在术后 5～7 年，很多组 HTO 病例的结果令人满意，但是其后满意率明显下降"。因此，HTO 也被很多医生认为是"争取时间"的手术，只能起到推迟关节置换时间的作用，TKA 才是最终的结局。该结论也被很多医生所引用。然而，该文对影响 HTO 长期结果的原因分析并不成功。通过仔细阅读该文所引用的文献，笔者试图找到其中一些因素：Berman 等报道了一组 39 例 HTO 病例，12 年随访的生存率只有 64%。但该组的入组患者当中，术前诊断有 4 例为广泛的多间室骨性关节炎，2 例为炎症性关节炎，1 例既往有关节感染，1 例为创伤后关节炎合并严重关节内畸形。这些患者都不是 HTO 的理想对象。如果仅仅将他们排除在外，该组患者 12 年随访的满意度就能够达到 79%。显然，不适当的患者选择影响了 HTO 的结果。

Chillag 等报道了一组 30 例 HTO 病例，随访 51 个月，满意度只有 43%，有 57% 的患者对术后效果不满意。分析这不满意的 17 例患者后发现，有 5 例矫正不足，3 例过度矫正，2 例截骨进关节。共有 11 例出现手术并发症。糟糕的手术技术严重影响了临床结果。

Hernigou 等报道了一组 93 例 HTO 病例，随访 5 年的生存率为 90%，10 年的生存率迅速下降到 45%。进一步分析发现，其中 20 例术后力线矫正满意的患者在术后 11.5 年的随访中，竟无 1 例失败。请仔细品味 Hernigou 下面这句名言："随着时间的推移，HTO 临床结果受影响的似乎仅限于那些矫正不足或过度矫正的病例"。

Odenbring 等的一组 314 例 HTO 病例，随访 10～19 年。170 例矫正不

足的患者当中，54 例接受了翻修；而 144 例力线矫正满意的患者当中，只有 8 例接受了翻修。Odenbing 认为，如果正确地实行 HTO，其生存时间可与 TKA 的生存时间相媲美。早期开放楔形胫骨高位截骨（OWHTO）的文献中，内固定的选择五花八门，临床结果差别很大。一组使用门型钉作为内固定的 OWHTO 病例，7.5 年随访的满意率仅有 60%（2003）；另一组使用角钢板作为内固定的 OWHTO 病例，8.4 年的随访满意率仅为 61.1%（2006）；而使用非锁定型 Puddu 钢板作为内固定的 OWHTO 的总并发症的发生率高达 43%。与之相对照的是，Saito 等使用 Tomofix 锁定钢板作为内固定，6.5 年的满意率高达 98.5%（2014）。所以，内固定的选择对 HTO 手术的成败也至关重要。综上所述，HTO 的成功至少包含三个要素：适当的患者选择、安全准确的手术技术、可靠的内固定。

相对于 TKA "宽泛"的适应证，HTO 的适应证要窄得多。一般来说，针对性强的手术往往满意度比较高，但前提是医生必须更精心地选择患者。目前认为 HTO 的最佳适应证是患者＜65 岁（女性＜60 岁）；膝关节活动度基本正常，屈曲畸形应＜10°；胫骨内翻畸形＞5°，内侧胫骨近端角（MPTA）＜85°，外侧软骨和半月板功能正常。或者简单一句话：HTO 适合于相对年轻活跃，伴有一定程度胫骨内翻的膝关节内侧骨性关节炎患者。虽然一些有经验的医生的报道证实 HTO 对于高龄（70 岁以上），以及存在前交叉韧带损伤和关节不稳的骨性关节炎患者同样有效，但对于刚刚开展 HTO 的医生来说，笔者建议从符合最佳适应证的患者做起。

早期 HTO 的结果参差不齐是不难理解的。对于 HTO 来说，手术的终极目标是调整力线，而恰恰早期的 HTO 缺乏精确控制力线的手段，各个中心的截骨技术和方式非常不统一。在没有下肢全长片和术中 C 臂透视的情况下，要想把下肢力线控制在自己想要的位置是非常困难的。北京积水潭医院老一代的骨科医生只能在术中借助于手摸体表标志和拉电烧线或绷带的方式来估计下肢力线的情况。因此，力线矫正不足和过度矫正是 HTO 术后最常见的并发症。

随着医疗设备、技术的不断发展和新内置物（锁定钢板）的成功应用，OWHTO 加锁定钢板固定这一新的技术组合发展成为一种固定术式，被越来越广泛地应用到临床当中并成为一种潮流。很多文献证实了它的优越性：首先从手术技术上来说，OWHTO 可以更精确地控制下肢力线。在手术工具中，配置了帮助测量下肢力线的金属长杆。在 C 臂透视的帮助下，用金属长杆连接股骨头中心和踝关节中心。然后通过调整开放楔形的大小，可以精确地调整金属长杆通过胫骨平台的位置，也就是下肢力线的位置，这大大提高了手术的精确性。其次，锁定（胫骨近端内侧接骨板钢板）在实验室研究和临床应用中，都被证实是非常坚强的内固定物，可为开放楔形截骨提供充分的稳定性。

同时，OWHTO 属于不全截骨，保留了外侧 1cm 的骨性合页；又是双平面截骨，分为水平截骨面和上升截骨面。双平面结构更稳定；前方的上升截骨面位于血运丰富的松质骨区，愈合更迅速。外侧骨性合页和前方上升截骨面的迅速愈合，以及内侧坚强的内固定，为 OWHTO 提供了三点稳定结构，患者可以迅速康复。通常患者术后第 2 天就开始患肢部分负重，4 周开始逐渐增加负重，6~8 周后可以完全负重；即使紧贴钢板最内侧的开放间隙可能要到术后 1 年才会最终愈合，但这并不影响患者的日常负重和运动。OWHTO 的入路位于胫骨平台近端内侧，从关节线水平至鹅足上缘，这里没有重要的肌肉、血管、神经组织，显露小；而外侧截骨合页位于上胫腓关节面的近端，因此 OWHTO 只是单纯的胫骨截骨，无须进行腓骨截骨，避免了腓骨侧神经的损伤，以及前、外侧间室发生筋膜间室综合征的可能，神经、血管等严重并发症的发生率非常低。除了以上技术层面的优势以外，OWHTO 加锁定钢板固定技术的推广，为 HTO 在我国的发展注入了新的活力，也被赋予了更多的意义。

首先，OWHTO 是一个标准化手术，非常利于学习和推广。经过骨性关节炎的保膝截骨专家组的不断归纳和总结，这项技术已经实现了高度程序化。从切皮、显露、打导针、做截骨、调整力线，到上钢板，甚至上钢板时先打哪颗螺钉后打哪颗螺钉，都是有固定流程的。只要按照标准流程一步步地完成，结果非常具有可重复性。最大程度地降低了因手术医生经验和技巧的不足，造成结果差异的可能，大大缩短了初学者的学习曲线。同时，HTO 是一个"保膝"理念的载体。HTO 保留了骨性关节炎患者自然的膝关节，最大程度地保留了关节的运动功能和舒适性，并且更符合我国患者的传统文化理念，相对于关节置换具有固有的优势。因此笔者倡导关节外科开展包括

HTO、单髁置换术和 TKA 等不同技术在内的"阶梯性治疗"，"保膝"和"换膝"并举。根据患者病情发展的不同阶段、畸形程度、年龄和功能需求等因素，提供不同的手术选择。具体患者，具体分析，真正做到"精准医疗"。

理念的推广依赖于教育，HTO 新技术的推广为医师们提供了一个教育平台。骨性关节炎保膝截骨专家组围绕 OWHTO 新技术，组织了相应的标准课程，定期在骨性关节炎达沃斯会议上举办。课程内容包括教授截骨原理、技术和适应证的专题讲座，练习术前设计和手术操作的 Workshop，以及处理具体临床问题的病例讨论。这个标准课程已经被引入国内。随着 HTO 学习班的举办，将会缓解国内"保膝"教育严重滞后于"换膝"教育的局面。

HTO 还是一个不断"创新"的舞台。纵观骨科发展的历史，每一项重大的技术进步，都必然伴随着相关产品、材料与工具的创新和进步。HTO技术目前进入了一个高速发展的时期。取代目前 Tomofix 的，更符合于亚洲人解剖的新型截骨专用锁定钢板即将于 2019 年面市；而与之相配套的，包括截骨导向器在内的新一代的截骨工具也已进入最后的临床实验阶段。新型的植骨材料也在不断地推出。这些新的成果，也包含着中国医疗和科技工作者的努力和贡献。

尽管 OWHTO 目前非常流行，倍受关注，但需要注意的是，在膝关节周围截骨术中，它只是一个针对性很强的术式，不能把它当作一个处理胫骨畸形的通用方法。单纯从纠正畸形的角度上来看，OWHTO 主要在纠正单纯冠状位畸形或合并轻微矢状位畸形方面，具有一定的优势。但当碰到严重畸形或复合畸形的时候，如胫骨内翻畸形非常大，或内翻的同时合并旋转畸形的时候，闭合楔形截骨可能更为有效。

四、单髁置换术

单髁置换术是人工膝关节置换术的一个特殊类型，是一种置换范围局限在单髁的置换术。膝单髁关节置换术与 TKA 几乎同时起步于 20 世纪 70 年代初期，单髁关节置换术的目的是尽可能地保留正常的关节结构，以期获得更好的功能恢复。膝单髁人工关节置换可分内侧室和外侧室两种情况，但仍以内侧为主；无论是内侧还是外侧，在手术方法上基本相同。

根据膝关节的形状和功能，我们把膝关节分成内外两部分。内侧由股骨内髁、内侧半月板和内侧胫骨平台构成。同样，外侧部分由股骨外侧髁、外侧半月板及外侧胫骨平台组成。人的膝关节内外髁形状不同，功能也不完全相同。一般内侧髁承受压力大，外侧髁旋转功能多一些。所以人老了以后，几十年的磨损常常先把膝关节内侧髁的软骨损坏消失，骨质外露，最后造成典型的骨性关节炎，也就是骨头之间互相摩擦，导致关节疼痛肿胀，行走困难。

因为只是膝关节内侧髁磨损，外侧髁依然完好，所以只需要治疗内侧髁的老化磨损，就有了单髁置换的手术。国外有很多单髁人工关节。这种关节保留了外侧髁、髌骨、交叉韧带等结构，所以患者膝关节的功能基本正常，没有全膝置换造成的不适应，创伤小，恢复快，费用低，在国外应用比较多，大约占全部膝关节置换的 10%（不同国家，不同阶段，为 3%～30%）。国内应用比较少，尤其是北京以外的地区。

（一）单髁置换的适应证

（1）膝关节单侧间室间隙变窄，无对侧间室病变，无严重髌骨关节病变。

（2）膝内翻<10°，屈曲畸形<10°。

（3）膝关节诸韧带结构完整。

（4）非炎症性关节炎，如骨性关节炎、创伤性关节炎等。

（二）单髁置换的安全性

膝单髁关节置换术是一种常用而且成熟的手术，经过充分的术前准备和细致的术中监测，一般来说手术是安全的，并发症的发生率很低。随着假体设计的改进和手术技术的提高，以及严格限制病历选择的指征，膝单髁关节置换手术对内侧室患有骨性关节炎的患者具有明确的治疗效果。

（三）单髁关节置换术的优点

与 TKA 相比，单髁关节置换术的优点在于：

（1）手术只切除病变的关节面，因此切除的骨质较 TKA 少很多，杜绝过度治疗。

（2）保留前后交叉韧带，完好地保留髌骨关节的吻合，保持正常的解剖，改善功能及改善生物力学，增加活动度。

（3）植入人体的异物少（包括金属、聚乙烯、骨水泥）。

（4）手术时间短、手术创伤和并发症少，术后恢复快。

（5）减少了费用，减少了住院日。

（6）手术后恢复非常快，术后可以在无助步器保护下负重行走，且可恢复最大的膝关节功能。

（四）单髁置换手术步骤

1. 暴露关节

可根据术者习惯，在屈膝位或伸膝位做切口，做前内侧切口，起自髌骨中线稍上方，向下切 7～12cm，直达结节基底，用剪刀沿髌骨内缘切开关节囊，起点约相当髌骨上极水平，也可稍靠近端或远端一点，但不要触及股内侧肌，向下到达关节线下 3cm，切除滑膜脂肪垫及半月板等。需要的话可在股内侧远端做一个横或斜切口，长 1.5cm，可与原切口成 T 形，此时不要松解其他软组织。进行关节内清创，并仔细检查，去除髁间窝骨赘，以避免与胫骨棘或交叉韧带撞击，同时去除周围骨赘，以去除对双侧副韧带及关节囊的阻挡。在患者内翻中，常可在胫骨棘外侧找到骨赘，此外要用湿纱布保护软骨面。

在不同屈曲度，检查髌股关节、外侧间隙和前交叉韧带情况，如外侧间隔有明显软骨损害，则需做全膝置换术。

2. 股骨远端部分

屈膝 20°～30°（不要翻髌骨），把髌骨推向外侧，找到插入股骨截骨导引器处，即在后交叉韧带起点前方 1cm 处（刚好在髁间窝前方）。用 8mm 钻头或尖锥钻 1 个孔，只钻股骨远端松质骨处，用吸引器吸出髓内脂肪组织，以作减压。沿与股骨前后位及侧位平行方向，插入导引器。由于远端股骨髓腔较宽，插入导引杆所遇阻力甚小。导引器杆分长、短两种，长杆能进行正确的测量，如同侧已做过人工髋手术或伴有股骨畸形愈合者，则可改用短杆。

导引器分左内/右外及右内/左外。

装好万用柄，插入股骨导引器，当它碰到股骨关节面时，掌握好它的旋转度，导引器后缘要平行胫骨面，即垂直胫骨长轴，其目的是平行以后切好的胫骨面，可伸屈膝部以调节导引器位置。要保证导引器工作面完全齐平股骨关节面，并无软组织嵌顿，在导引器后部凸缘上打入固定钉。髓内法的股骨远端截骨器上有 6°和 8°等截骨角，一般常见用 6°，作股骨远端截骨。

3. 胫骨部分

导引器干部可调节到理想长度并旋紧螺丝固定，干部远端位于内外髁连线中点的内侧 5～10mm，其尖端应指向第 2 跖骨，然后用弹簧臂或踝钳来包围踝部作固定。旋松干部螺丝，调节干部近端直达胫骨结节近端，把切骨槽放在需要的位置，干部长轴应处于胫骨结节内侧，相等于髁间隆突中点。在矢状面移动干部使之平行胫骨干长轴，旋紧螺丝固定之，这样可使切骨正确。如踝部包扎太厚，要调节干部使之相呼应。把 2mm 深度切割指示器的尖端，插入胫骨切割器顶部，把指示器的臂部放在胫骨平台最低处并固定之。它指示在指示臂的尖端下切去 2mm 骨质，在不损伤前交叉韧带的前提下，把矢状面万用切割指示器正确放好，越靠近胫骨棘越好，用无头钉插入切骨器的平台 0°处并固定好。用电刀在胫骨面做出矢状切骨面的地方，并在屈曲位及伸直位反复核对。

4. 修整股骨部分

股骨假体共有 7 个尺码对应相应的测量指示器，把手柄连接已选定的指示器并旋紧。把指示器放在股骨远端切骨面上，其托脚伸入关节腔，并紧托后髁。而让其前缘（即上缘）与骨面尚有 1～2mm 空隙。插入股骨导引器，测量股骨大小，并固定。用摆锯截去股骨后髁及后斜角，并做桩。

5. 修整胫骨部分

切去残留半月板和骨赘，特别是触及内侧副韧带的骨赘，在切骨面上放好胫骨测量器，其直边贴着矢状切面处，并测试其矢状切面边缘，如测量器手柄在冠状面呈 90°，说明矢状切骨方位正确，胫骨做桩。选择能在前后/

内外方位都盖住胫骨切面的测量器，可利用切下的胫骨片大小来核对要选的测量器尺寸。注意测量器不要突出切骨面边缘，同时四周又有强力的皮质支持，然后去除测量器，再在腘部去除软组织残留。

6. 假体模型复位

取去髌器牵拉器，可利用股骨假体模具和胫骨固定器模具及关节面模具进行复位。凹形的关节面隔离片可代替固定板模具及关节面模具。把 T 形柄放在股骨模上旋紧，导引股骨模具绕过髌骨，深屈膝部把它置入，先置入长支柱，把膝稍曲位，在髌骨后方转动调正假体模，再深屈膝部完成置入。在置入胫骨关节面模具时，要先去除 27mm 螺钉。如需要可稍修一下螺孔。所有模具到位后，检查一下旋转动作及对线稳定性。在伸屈位时，股骨假体要始终位于胫骨中间，否则要调正后重新安放股骨模。胫骨关节的模或凹形隔离片，在完全屈伸位时无互相妨碍，避免壅塞，否则会把应力传导到对侧间隔。

在伸屈位检查软组织张力，可用 2mm 张力测量片来测试，并保证伸屈间隙不太紧。

假体的正确厚度，以充填关节间隙为准，但不要太紧，否则将带给侧副韧带太多的应力。按规则，膝伸直位无软组织剥离时，关节间隙受外力后仅可开口 2mm。屈膝 90°时，也要求达到这个标准。屈曲位太紧会限制膝屈曲度，而当股骨假体后滚时，会导致胫骨假体向前耸出。如确有屈曲位紧张时，可用薄一些的关节面模具或增加胫骨后倾切度来解决。

7. 置入假体

（1）应用金属背胫骨假体：先置入金属底盘，放置时要外旋屈曲位的膝部，在放骨水泥前，可先在胫骨后部放一块湿的消毒纱布，以收留外溢的骨水泥。

先放骨水泥再压放胫骨假体底盘：

1）安放并先压放假体后部。

2）紧压假体前部，挤出多余骨水泥。

3）从胫骨后方取出填塞的纱布。

4）刮去残留的骨水泥。

然后，极度屈膝部安放股骨的骨水泥，再安放股骨假体，先插入长支柱，然后把膝调整到中屈位，在髌骨后方旋转调整假体方位，再深屈膝部放好并插入假体。

再次插入张力测量片，一直到骨水泥硬化。

在放胫骨关节面之前，去除所有残留的骨水泥，放时把它的雕刻面朝下，把高分子聚乙烯塑料关节面的后缘滑入底盘后唇，即弹簧的对侧，然后压入塑料关节面到位，这样弹簧就安全地锁住了关节面。

（2）应用全垫胫骨假体：外旋极度屈曲的膝部，并在胫骨后部放一块湿的纱布，以收留外溢的骨水泥。

在胫骨面上加压放好骨水泥，再压放全塑假体：

1）先放好假体后部，加压放好。

2）再加压安放前部，挤出多余骨水泥。

3）去除胫骨后部纱布。

4）刮去所有多余骨水泥。注意不要用打击器打击全塑假体。

如前述放股骨假体方法安放股骨假体，插入张力测量片去平衡伸屈间隙，在直膝位插入测量片，直到骨水泥硬化。

（五）术后处理

术后第 1 天开始股四头肌主动收缩训练（等张收缩）。第 2 天增加膝关节的被动活动，使膝关节伸屈 0°～45°，术后 3～4 天，膝关节被动活动应达 0°～90°，术后 1 周应达 0°～100°（或 110°）。正常情况下术后第 2 天可下床做部分负重行走练习。术后 1 周可做全负重行走练习。由于膝关节被动练习较多，拆线时间一般在术后 2 周左右。

（1）术后继续使用抗生素 3 天。

（2）当 24 小时内引流量＜50ml，或术后 72 小时可拔除引流管。当然，也有人主张不放引流管，但是最好术后常规使用引流管。

（3）术前 1 天晚上开始皮下使用低分子肝素钠或低分子肝素钙，预防深静脉血栓的发生，使用 10 天，年轻者或有出血倾向者可提前停用。现在已经出现口服的抗凝药，安全有效，可以减少患者皮下使用的痛苦。

（4）术后使用 3～5 天预防应激性溃疡的药物，预防应激性溃疡的发生，尤其是对一次手术进行双侧膝关节置换的患者。

（5）术后继续使用 COX-2 抑制药，可以明显减少强力镇痛药的使用。

（6）对老年人，近期活动少，有凝血倾向者，术后可穿抗血栓袜，使用足底静脉泵。

（7）术后当天进行有序的康复锻炼。

（六）手术并发症

1. 血栓栓塞

深静脉血栓是膝关节置换术后最严重的并发症之一，可导致肺梗死，危及生命。临床诊断可进行静脉造影或多普勒超声检查，静脉造影的准确率更高。深静脉血栓的预防可使用低分子量肝素钠等抗凝药，以及使用抗血栓袜和足底静脉泵等机械疗法。

2. 感染

感染是人工关节置换最可怕的并发症之一，也是膝关节置换术早期失败的最主要原因。引起感染的细菌主要是表皮葡萄球菌、金黄色葡萄球菌、链球菌、微球菌等。对感染的预防更重要：在手术室备皮、减少术前住院时间、治疗潜在的身体其他部位的感染、预防使用抗生素、使用层流手术室、减少手术室内人员的数量和人员的流动、手术人员戴双层手套、减少手术时间、闭合切口前大量生理盐水冲洗伤口等。当患者对青霉素过敏时，可使用万古霉素。

感染的主要症状是疼痛。当术后持续疼痛，或者疼痛缓解后，膝关节运动功能良好，而再次出现疼痛，应怀疑感染。诊断关节置换后感染比较可靠的指标是 C 反应蛋白，其峰值出现在术后 24~48 小时，以后逐渐下降，3 周后恢复正常。X 线片上出现骨与骨水泥交界面骨吸收，囊性变。穿刺抽吸涂片、细菌培养有助于诊断，为增加敏感性，可反复多次进行。

一旦确诊，可采取保留假体的关节清创冲洗术，但只适用于少数患者：即 4 周以内出现的感染，或急性血行播散性感染，同时假体固定牢固，但是在清创时一定要更换塑料衬垫。否则应该进行关节彻底清创冲洗，取出假体，使用抗生素骨水泥占位器置入,最好采用可活动的抗生素骨水泥占位器。感染控制后,二期行翻修手术,取出抗生素骨水泥占位器,彻底清创,然后选择合适的假体进行翻修。两次手术的间隔时间一般应>6周,停用2周以上抗生素,血沉、C反应蛋白恢复正常,关节穿刺培养阴性时可以考虑再次手术,手术时要取病理确认感染已经控制才可以进行翻修。对于难以控制的感染也可以考虑采用切除性关节成形术或关节融合术。

五、全膝关节置换术(TKA)

"膝关节置换术"严格来说应该称作"膝关节表面置换术",是以仿生材料来替代已经磨损的关节面软骨,使关节面重新变得光滑。一般只是将原有磨损破坏的关节面去掉(厚 8~9mm),用钴铬钼合金和高分聚乙烯替代切掉的关节面。很多人认为膝关节置换就是将整个膝关节"砍掉",换上金属的关节,这是完全错误的理解。就好比牙齿出现一个小洞,首先是用材料修补,装上一个牙齿保护套,使这颗牙齿继续使用,而不是将整个牙齿拔出换一颗新的牙齿。膝关节表面置换就如同牙齿保护套一样来保护关节,手术对重要的韧带等结构是保留的。

人工全膝关节置换术是一种人工关节置换外科手术,是指切除机体已无法自行修复的关节面,用人工关节部件替代损坏的关节,矫正肢体力线,消除膝关节疼痛,维持关节稳定性,恢复膝关节功能的一种治疗方法。人工膝关节置换术比髋关节置换术应用晚一些,但也有20多年历史,尤其是最近几年,膝关节置换术的发展很快,解决了一些以往很棘手的技术难题。

膝关节骨性关节炎(老年性骨关节病)和类风湿关节炎是膝关节最常见的关节炎,在关节炎晚期,出现严重关节畸形和活动障碍,此时需要进行全膝关节表面置换术治疗。全膝关节表面置换术不仅能明显减轻症状,还能矫正畸形和改善关节功能,在欧美发达国家,人工关节置换手术已是最常见的手术之一(图6-1)。

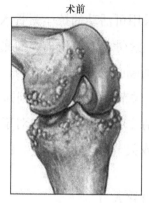
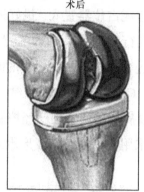

术前　　　　　　　　　术后

图 6-1　术前和术后膝关节形态

（一）进行人工关节置换手术的原因

由于各种原因导致关节结构发生改变后，单纯使用药物治疗是不明智的，因为药物只能部分缓解疼痛症状，而不能改变关节结构的变化，而人工关节置换可以达到缓解疼痛、矫正畸形、改善关节功能的目的。人工关节是人们为挽救已失去功能的关节而设计的一种人工器官，在各种人工器官，人工关节的疗效是最好的。一般来说，人工关节的设计寿命为 50 年，使用寿命 80%可达 20 年以上。

（二）人工全膝关节置换术所使用的假体

膝关节置换主要包括全膝关节表面置换和铰链式膝关节置换两种，其中全膝关节表面置换是临床中应用最多的一种。假体由股骨髁假体、胫骨髁假体和耐磨的高分子聚乙烯垫片三部分组成，多使用骨水泥分别固定在股骨和胫骨上，可分为保留或不保留后交叉韧带类型，利用膝关节周围的肌肉、韧带等软组织进行覆盖和连接，完成功能。

膝关节假体的材料基本上是从全髋关节假体演变而来的，只是在假体材料的细微组成和加工工艺上有所改进。钴合金和钛合金是目前人工膝关节中常用的两种金属，几乎占据全部膝关节假体市场。虽然两者在抗疲劳强度、弹性模量、耐磨性等方面有某些差异，但其临床效果基本相似。有极少数人对钛合金过敏，应在术前询问是否有对钛金属眼镜架或手表壳过敏史，如有最好采用钴合金假体（图 6-2）。

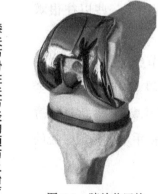

图 6-2　膝关节置换假体模型

（三）人工全膝关节置换手术的适应人群

膝关节炎的手术治疗中，人工全膝关节置换术占有很重要的地位，主要用于严重的关节疼痛、不稳定、畸形，日常生活活动严重障碍，经过保守治疗无效或效果不显著的病例，主要包括：

（1）膝关节各种炎症性关节炎，如类风湿关节炎、骨性关节炎、血友病性关节炎、强直性脊柱炎造成的关节破坏、畸形和功能丧失，Charcot 关节炎等。

（2）少数创伤性骨性关节炎。

（3）胫骨高位截骨术失败后的骨性关节炎。

（4）少数老年人的髌骨关节炎。

（5）静息的感染性关节炎（包括结核）。

（6）少数原发性或继发性骨软骨坏死性疾病。

（四）全膝关节置换术的手术方法

（1）切除关节内病变的软组织、破坏关节软骨及软骨下骨质，塑造股骨远端骨、胫骨近端及髌骨内侧面，达到适应安装人工关节的几何形状（图6-3）。

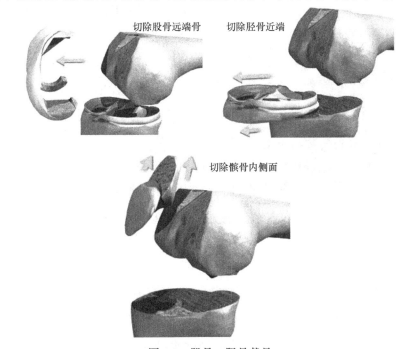

图 6-3　股骨、胫骨截骨

（2）选择合适型号的人工关节，安装股骨部分、胫骨部分、髌骨部分，用骨水泥固定（图 6-4）。

（3）安装衬垫，复位，关闭术口，手术结束（图 6-5）。

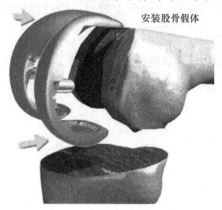

安装股骨假体

图 6-4　安装股骨假体

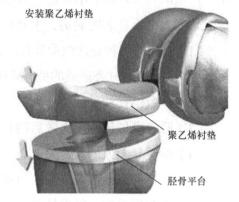

安装聚乙烯衬垫

聚乙烯衬垫

胫骨平台

图 6-5　安装胫骨假体

（五）人工全膝关节置换术的禁忌证

在下列情况时，禁忌行人工全膝关节置换术：

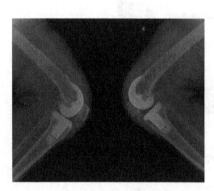

图 6-6　术后 X 线侧位片

（1）膝关节周围肌肉瘫痪，或神经性疾病导致的肌无力。

（2）急性或慢性感染性疾病、活动性结核感染、出血性疾病。

（3）膝关节已长时间融合于功能位，没有疼痛和畸形等症状。

（4）严重骨质疏松、关节不稳、严重肌力减退、纤维性或骨性融合并不是手术绝对禁忌证（图 6-6）。

（六）出院指导

（1）手术伤口护理：保持伤口干燥、清洁，如发现伤口红肿渗液，及时通知医生，每天测两次体温，如体温超过 38℃，及时就医。

（2）术后 3～6 个月内，膝关节轻度水肿属正常。抬高患肢、冷敷可

膝关节骨性关节炎的预防及治疗

减轻。

小腿肚痛、胸痛、气短可能是静脉血栓的症状，请及时就医。

（3）服药：请按医嘱服药。预防感染非常重要。身体其他部位的感染灶可导致关节周围感染。如发现身体其他部位有感染，应及时应用抗生素。特别是进行牙科治疗时应告诉医生做过膝关节置换术，并预防性应用抗生素。

（4）饮食：正常饮食，多食富含铁和维生素 C 的食物。多饮水。如正在口服抗凝药物，应避免食用含维生素 K 的食物，如甘蓝、菜花、动物肝脏、青豆、扁豆、黄豆、豆油、菠菜、莴苣、洋葱等。

（5）恢复正常生活：回家后仍应积极进行功能锻炼，至少 2 个月，但应避免劳累。可做轻度的家务劳动。蹬车锻炼可维持肌肉力量和膝关节活动度。尽可能达到最大的伸直和屈曲度。

必须强调的是，人工全膝关节置换术并不是一种十全十美的手术方式，虽然大多数患者对疗效满意，但仍应注意适应证的选择，否则肯定会影响疗效，有其他手术指征的病例应尽可能避免行人工全膝关节置换术。

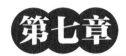

第七章

康复锻炼

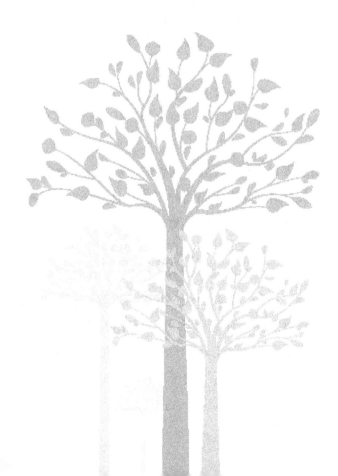

第一节　人工膝关节置换术围术期功能训练的重要性

人工全膝关节置换术是一种疗效十分确切的手术，术后优良率＞90%，但只把手术成功寄托在手术技术上，而不进行术后康复训练，则不能达到手术应有的疗效。通过临床实践，我们制订了人工全膝关节置换术后的康复训练程序。目的在于通过早期康复训练，恢复患者肢体功能及生活自理能力。

一、术前康复训练

此期锻炼的目的在于让患者了解术后康复的一般程序，恢复体力，尽可能增强股四头肌及腘绳肌肌力，增加关节活动范围（ROM）。但必须注意此期患者锻炼时常有疼痛，程度不一。因此不必要求过高，以免影响术后康复的信心，方法为主动膝关节屈伸（抗阻或不抗阻）、轻度肌肉电刺激等。首先应加强患肢股四头肌的静力性收缩练习，以及踝关节的主动运动，要求股四头肌每次收缩保持10秒，每10次为1组，每天完成5～10组。患者坐于床上，进行患肢的直腿抬高运动及踝关节抗阻屈伸运动，次数可根据患者自身情况而定，每天重复2～3次。此外，还应教会患者如何使用助行器及拐杖行走，为术后行走作准备。

膝关节置换术后，为了使患者可以行走平衡，助行器提供了一个更有力的支撑。正确使用助行器可以使患者行走时保持身体挺直并且更加方便；相反，错误的助行器使用方法会引起背痛，甚至使人更加容易摔倒。首先要选择一个手部感觉舒适的把手。大部分助行器的把手都是由塑料制成的，但如果手心出汗的话，把手很容易变滑，可选择其他种类的把手，如泡沫制的或者是柔软的把手套。但无论选择哪一种，都要保证这些把手足够安全，在使用的时候手不会松滑。调整助行器以使手臂感觉舒服，调整助行器至高度适合（患者走到助行器里，然后将手放在把手上。肘关节弯曲的角度应该使手感觉舒服——大约30°，两只手臂放松，助行器的顶部必须与患者手腕向里的结合处齐平）。一个调整好的助行器可以减少患者在行走过程中助行器在前面时对肩膀和背部产生的压力。具体使用方法：首先需要将助行器向前推一步，同时必须保持身体挺直。然后要把一只脚踏入助行器中，走的时候要保持助行器不动。最后，将另外一只脚迈进助行器里，助行器仍然保持不动。不断移动助行器向前，重复以上过程。当连续使用的时候，这三个步骤就会变得更加顺畅。

使用的常见错误之一是将助行器放得太前，要保持走进助行器里面，而不是走在它的后面，所以在行走的时候必须保持身体挺直。另一种常见的错误就是将助行器调得过高。这两种错误都会使患者行走起来没有那么舒服，而且更有可能摔倒。

二、术后康复训练

（一）术后第1周

此期的目的为减轻患者的症状，促进伤口愈合，防止肌肉萎缩，改善关节活动范围，提高肌力。手术当天，维持关节功能位，保持足高髋低位。手术当日至术后第3天，疼痛比较重，而且膝关节伸直位固定。膝关节置换术后必须严密观察患者，特别需注意患者有无心肺功能异常、休克、出血量过多等症状。对高龄、有严重合并症的患者，术后可在重症监护室观察数小时，待病情稳定后再送回病房。抬高患肢，主动或被动踝关节活动（每小时屈伸10次），使用静脉泵促进下肢血液循环。如发现腓总神经麻痹，应明确原因，如为敷料压迫，应松解敷料，如为矫正畸形时牵拉所致，应予神经营养药物。如维生素 B_1、维生素 B_{12} 等。关节固定于中立位或被动踝关节活动防止足下垂。术后第2天，拔除引流管，引流管顶部及其管内凝血块做细菌培养及敏感药物实验，拍膝关节正侧位及屈膝45°髌骨轴位 X 线片。

术后第3~7天：①患肢做股四头肌静力性收缩，每次保持 10 秒，每10 次为 1 组，每天 10 组。②患者坐于床上，患肢做直腿抬高运动，不要求抬起高度，但要有 10 秒左右的滞空时间。③做患侧踝关节的背屈运动，使该关节保持90°，并做该关节的环绕运动，重复 15 次，每天 2~3 次。④应用持续被动运动（CPM）机给予患肢在无痛状态下的被动运动，起始角度为

0°，终止角度为 20°，在 2 分钟内完成一个来回，每天 4 小时，在 1 周内尽量达到或接近 90°。⑤用低频调制中频电流作用于患肢，每天 2 次，电流密度不超过 0.3mA/cm^2，以改善局部血液循环，促进伤口愈合。CPM 是早期膝功能锻炼的主要手段。一般认为术后应立即开始 CPM 锻炼，对术前屈膝挛缩严重者，主张术后先用石膏托于膝伸直位固定 2～3 天，以减少屈曲挛缩及术后出血。CPM 锻炼方法：术后第 3 天开始 CPM 活动，初次活动范围为 0°～45°，每天连续活动 2 小时，每天增加活动范围 10°，出院前至少达到 90°。CPM 使关节活动比较容易，可防止术后粘连，缩短术后恢复时间，增强患者康复信心。通过本阶段锻炼应达到：基本消除患肢肿胀，患肢大腿、小腿肌肉能够协调用力做出肌肉舒缩动作，依靠小腿重力，膝关节被动自由屈曲无严重不适。

（二）术后第 2 周

此期重点加强患侧肢体不负重状态下的主动运动，改善关节主动活动范围。此期锻炼的首要目的是增加 ROM，至少为 0°～90°，其次是肌力恢复训练。膝关节功能主要体现在关节活动度及股四头肌、腘绳肌肌力，所以全膝关节置换术后康复的主要内容是关节活动度锻炼及股四头肌、腘绳肌肌力增强锻炼。膝活动范围锻炼，除恢复膝功能外，还有牵拉挛缩组织，避免粘连，促进下肢血液循环，防止深静脉血栓形成和栓塞作用。①患者坐于床上，以臀部为定点，患侧脚下放置滑板，并以其为动点，使患膝在无痛范围内，由关节活动的起始端，小范围有节律地来回松动关节。②进一步加强患肢直腿抬高运动，可在床上方固定一滑轮，用吊带一端托住患侧踝关节，另一端由患者控制，通过助力运动完成直腿抬高运动，要求患者尽量抬高患肢并保持高度，并逐渐减少手的帮助，向主动完成这一运动过渡。③鼓励患者下床。在平行杠内练习站立，此时重心在健侧，患侧不负重触地；后半周，重心逐渐向患侧过渡，直立于平行杠内。④CPM 机使用角度增大至 90°～100°。至术后 6～12 个月，即使不用 CPM，通过主动膝关节屈伸活动，仍可获得同样的膝关节活动度。使用骨水泥固定者，一般情况下，术后第 4 天在医护人员或家属的帮助下，即可练习下地行走，如关节不稳，可带膝支架。对术前有较为严重的屈膝畸形患者，期间夜里仍用石膏托固定于伸膝位，一般应持续 4～6 周。通过本阶段锻炼应达到：膝关节主动屈曲达到或超过 90°，可主动伸直，可坐便。

（三）术后第 3 周

此期继续主动直腿抬高运动巩固以往训练效果，恢复患肢负重能力，加强行走步态训练，训练患者平衡能力，进一步改善关节活动范围。

（1）为了解患者平衡能力，可让患者站立，治疗师前后推搡患者，注意患者是否能维持自身平衡。

（2）患者利用拐杖练习行走，当其在心理及生理上能承受时，脱离拐杖在平行杠内行走。

（3）患者侧卧位，患肢在上，伸直膝关节做外展运动，踝关节呈 90°，在此基础上做前后摆动练习，治疗师在反方向施加阻力，患者需克服阻力。

（4）俯卧位主动弯曲患膝关节，也可由治疗师帮助完成。

（5）在股四头肌训练器作用下，弯曲膝关节，由 90°开始，重量为 1kg，每天 2 次，每次 15 分钟。

（6）在跑步器上进行行走训练，患者目视前方抬头挺胸，臀部不能翘起。

（7）在固定自行车上进行蹬车动作，坐垫由最高开始。

（8）患者在此阶段尽量独立完成穿裤、袜等日常生活动作。

（四）术后第 4 周至 3 个月

此期重点进一步加强提高第 3 周的效果，增加患肢活动范围及负重能力，以及生活自理能力。

（1）可在轻度倾斜坡面上，独立行走。

（2）独立完成穿鞋、袜、裤等日常生活动作。

（3）除了弯膝功能训练之外，需注意伸膝的功能训练，如坐位压腿等。

（4）上下楼梯活动，早期主要依靠拐杖上下，健腿支撑，患肢以下负重到部分负重，要求健腿先上，患腿先下，待患者适应后脱离拐杖。

（五）注意事项

（1）利用低频调制中频电流作用于患肢时，治疗电流量不能为耐受量，要严格遵照 0.3mA/cm² 的标准，以免组织损伤。

（2）术后防止感染，要全身或局部应用抗生素。

（3）每日训练前询问患者情况，有无局部不适，以了解运动量的大小，并注意浮髌试验的结果，如浮髌试验阳性则抽液减压。

（4）训练量由小到大，循序渐进，以不引起患膝不适为宜。

以上就是我们制订的全膝关节置换术后的训练程序。患者回家后，也要按上述要求坚持训练，并与康复医生及手术医生联系，定期检查，评定患膝功能。患者要按要求，循序渐进，有规律地训练，就可以尽快康复，重返工作岗位。

第二节　膝关节置换术后院外康复训练

（一）术后 6 周以内

出院不是康复的结束，而是康复的开始，必须依靠自己和家人，约需扶双拐 6 周，一直用护膝保护膝关节，此期锻炼以增强肌力为主，保持获得的关节活动度，继续日常生活活动能力的训练，在家里生活基本自理。6 周后应到医院随访复查，以制订下一步康复方案。

（二）术后 3～6 个月

在这段时间，患者可改用手杖或行走器，关节活动度应保持在完全伸直至屈曲 100°左右。应做的较简单而有效的锻炼是：

（1）直腿抬高：背靠枕头，先将患肢屈曲，然后伸直，腿上的肌肉尽量绷紧，随后慢慢抬高 20～30cm，坚持 10 秒，慢慢放至床上，再保持肌肉紧张 2 秒，然后放松，每天 3 次，每次 10 个动作。

（2）滑墙：背靠一面光滑的墙站直，慢慢滑下 20cm，接着站直，每天 3 次，每次做 30 个动作，中途可以休息一下。

（3）脚跟滑动锻炼：将弹性绷带一头绑在桌子边，一头绑在患侧踝关节，先背向然后面向桌子，脚跟滑动。

（4）骑固定自行车：如果关节活动度允许的话，这是膝关节置换术后最好的康复锻炼。不过要请治疗师帮助调节车座的高度，从半圈到一圈，逐渐

82

膝关节骨性关节炎的预防及治疗

增加次数和力度，不可急躁，一定要循序渐进。

（5）条件允许时，也可以游泳，可以把它作为一项常年的运动。当然，条件不允许可把散步作为一项长期的训练，早期需家人陪伴，为了安全，也为了必要时有人帮助，还为了每天的进步有人见证和鼓励。以后可以独立散步和购物，但不可提太重的东西，一定注意行走安全，特别注意防止跌倒。

6个月时再次复查，此后每半年复查X线片，让医生检查患肢，以便发现可能的问题并及时解决；护膝应是常备常用的，对增加和保持关节稳定性有相当的好处。

第三节　人工膝关节置换术后相关问题

一、复查时间

人工膝关节置换术虽然可以很好地改善关节功能，提高生活质量，但是一定要按照医嘱定期复查随访，在还是小问题时就解决掉，会得到一个很好的结果，例如，现在的人工磨损界面比10年前的界面要好很多，在只有轻度骨溶解时就清创植骨，升级磨损界面是一个非常好的选择。尤其是已经置换后数年或近10年的患者，就算没有不适，也要及时复查。

二、人工膝关节置换术后的日常生活中的注意事项

人工膝关节置换术的目的是使患者解除疼痛，恢复功能。术后进行康复训练的目的也在于此。但是，患者术前病变严重程度、术中假体安放情况、术后身体素质及假体类型都会影响患者的康复效果。日常生活时应注意如下问题：

（1）康复训练前应对患者身体状况及局部条件进行评价，如有严重的、需要静养的并发症，或人工关节有感染征象，训练应停止或调整训练计划。

（2）康复训练前应了解假体的类型，因为不同类型的假体对膝关节屈曲程度的要求是不同的；应了解关节周围肌肉的平衡情况及术中稳定情况，以避免过度练习导致脱位。术后膝关节活动度的最大值以术中膝关节的最大屈伸度为标准。

（3）康复训练应循序渐进，切忌操之过急。关节活动度应逐渐增加，训练时的疼痛程度应该在患者能够忍受的限度内，服用镇痛药可以帮助训练顺利进行。冷疗也是很有效的镇痛方法，且有助于消肿。

（4）康复训练应当坚持每日进行。要分配好每日训练时间，各种训练交替进行。要有足够的休息时间，避免过度疲劳。坚持每日做小量的训练比间隔数日做1次大强度的训练效果要好得多。

（5）膝关节活动度与肌力训练应当同时进行，不可偏废。膝关节周围肌力弱会降低关节稳定性，从而影响活动度。但是，在术后短期内，尤其是术后2周内，应较多地侧重于活动度的训练。膝关节最终活动度主要取决于术后2周内训练所取得的角度。2周后活动度很难再有大的进展，而肌力训练相对而言是一个较长时间的过程。

（6）术前有膝关节严重屈曲畸形者，由于术中对膝后方的松解较为困难，且患者又习惯于屈曲位，术后极易再次形成屈膝畸形。因此，术后宜应用石膏将膝关节固定于伸直位。在术后第2日拔除引流管后，每日卸下石膏进行康复训练，训练后将膝置于伸直位，睡眠前将患肢重新用石膏固定，以免睡眠中膝关节长时间屈曲而导致不能恢复伸直位。训练时应加大伸膝训练的比重。术后石膏应用4～6周。

（7）康复训练过程中要避免切口受到污染。因为膝关节相对浅表，切口污染很容易导致关节感染，以至于不得不取出假体，最终使手术失败。

（8）医护工作者和家属对患者的关心和鼓励会使训练效果明显增强。尤其对于老年女性和幼年发病的患者，他们已习惯于长时间的病痛生活，康复欲望相对较低。一定要让他们了解康复的重要性及康复给他们带来的好处。训练过程中要不断地用语言、情绪来调动患者的训练积极性。

（9）患者的人工膝关节在康复后也要避免过度受力，活动量不能过大，满足日常生活需要即可。

（10）部分患者由于长时间膝关节畸形，引起踝关节代偿性畸形。人工膝关节置换术后，踝关节的疼痛将成为患者康复的重要障碍，应及早就诊治疗。

建议：①重新安排家具以便于患者使用助步器；②移走地板上所有可能

绊倒或滑倒患者的地毯及其他物品，电线不要在地板上走行；③卫生间里放置一把浴椅，安装把手、坐便器；④避免过多负重，并且避免在负重的情况下反复屈伸膝关节；⑤避免进行剧烈的竞技体育运动；⑥保持体重，避免骨质疏松。

三、人工膝关节置换术后镇痛药物的服用

人工关节置换术虽然效果良好，但是这种手术本身是一种伴有显著疼痛的手术，手术后疼痛管理治疗不足可导致患者疲劳、心跳加速、不能入睡，甚至慢性疼痛综合征。多模式镇痛，快速康复外科治疗可以显著减少术后疼痛，手术后第 2 天即可下地行走。然而，我们也发现部分患者十分惧怕止痛药的不良反应，不愿意按时服药，等到疼痛难忍时再服药。其实，等到疼痛难忍时再服药，止痛效果会差很多，需要服用更多的止痛药才能达到相同的止痛效果。目前采用的多模式镇痛方案用药量不大，没有显著不能耐受的不良反应，服药时间视具体情况而定，一般要 2 周左右。

四、人工膝关节置换术后抗凝剂的使用

推荐抗凝药物预防时间最短 10 天，可延长至 11～35 天。静脉血栓栓塞的高发期为关节置换术后 24 小时内，在平衡出血与抗凝获益的前提下，应尽早启动抗凝。日前，《中国髋、膝关节置换术加速康复系列专家共识》（以下简称《加速康复共识》）正式发布，旨在进一步改进关节置换术手术操作技术和优化围术期管理，提高医疗质量和患者手术安全性，并积极推进加速康复理念在我国关节外科的发展与实施。加速康复理念的核心是在关节置换围术期联合各种证明有效的方法，最大限度地减轻患者应激反应，降低手术风险，提高手术安全性，提高患者满意度。本次发布的《加速康复共识》将该理念率先在国内应用到髋、膝关节置换术围术期管理中，将围术期管理可能涉及的各个方面以全程一体模块化的方式呈现。 北京协和医院邱贵兴院士指出，《加速康复共识》发布的意义在于提供临床一系列详

细的围术期操作建议，将患者整个围术期进行多模式精细化协作管理，以改善患者就医体验。应重视出血与抗凝的获益与平衡。在关节置换术后，血液呈现高凝状态、血流淤滞及存在血管壁损伤，大大增加了术后静脉血栓栓塞症的发生风险，不仅影响患者关节功能的恢复，甚至威胁患者生命。因此，关节置换术后应常规进行抗凝预防。而且，由于静脉血栓栓塞的高发期为术后 24 小时内，抗凝应尽早启动。然而越临近手术患者出血风险也越大，因此在术后的"黄金时段"即 24 小时内，应重视出血与抗凝的获益与平衡，以使患者获益最大化，真正实现加速康复目标。出院后应继续应用抗凝药，在关节置换手术后，患者可根据全身状况，选择到康复医院、社区医院或回家进行功能康复，不仅有利于患者在康复期间的营养调节，更可以有效减少医疗费用，避免资源浪费。然而，出院后的静脉血栓栓塞症发生率与住院期间相当，出院后应继续应用抗凝药。由于骨科大手术后凝血过程持续激活可达 4 周，术后深静脉血栓形成的危险性将持续 3 个月。因此，推荐抗凝药物预防时间最短 10 天，可延长至 11～35 天，进一步预防出院后的深静脉血栓和肺栓塞的危险，对患者的良好康复具有重要意义。

五、术后疼痛的控制

首先要明确膝关节置换术后疼痛的病因，然后根据诊断的性质进行个体化治疗。

（1）关节外因素导致的疼痛可根据病因进行相应治疗，包括手术治疗和保守治疗。有些患者在最初排除了关节外因素后需要在进一步检查或会诊后重新评估关节外因素。全膝关节置换术后疼痛需要多科医生协同处理，早期处理可有助于减轻疼痛，避免患者发展为慢性疼痛，进而出现焦虑、抑郁、敌意等亚健康状态。

（2）关节内因素明确的全膝关节置换术后疼痛通常需要手术干预，包括关节镜和关节翻修，单纯伸膝装置异常或髌骨轨迹异常者可试行伸膝装置修复、重建、矫形等。保守治疗包括口服非甾体消炎药、阿片类止痛药，强化股四头肌肌力练习，膝关节支具保护等，但往往效果不佳。

六、人工膝关节置换术后和正常关节一样使用需要时间

恢复正常生活回家后仍应积极进行功能锻炼，至少 2 个月，但应避免劳累。可做轻度的家务劳动。蹬车锻炼可维持肌肉力量和膝关节活动度。尽可能达到最大的伸直和屈曲度。6～8 周后才可以开汽车；膝关节假体可能会引起安检设备报警，应当随身携带医疗证明，证明进行过膝关节置换；4～6 周可恢复性生活；睡姿仰卧、侧卧、俯卧都可以；视工作性质而定，一般 6～8 周可恢复工作；可随意行走，但步行并不能代替功能锻炼。推荐游泳，6～8 周后就可进行。其他可进行的活动包括跳舞、高尔夫球、骑自行车。应避免使膝关节承受过大应力的活动，如网球、羽毛球、对抗性体育活动（足球、棒球）、跳高、滑雪。不要提拿重物。

七、人工关节正确高效的使用

要考虑几点影响人工关节寿命的因素：

（一）患者自身因素

（1）骨质疏松，骨头（部分）塌陷，下肢力线变化，会使假体磨损加速，寿命缩短。

（2）外伤：明显外伤后，韧带、骨质损伤，可能使关节不稳定，影响假体寿命。

（3）过度运动：就像汽车的轴承一样，负载过大，磨损也大。

（4）不正确的关节姿态：如经常深蹲、盘腿、压腿等，会造成假体局部的过度受力而磨损。

（5）术后康复不良，肌肉萎缩，关节不稳，易损伤。

（6）选择合适的运动，不要剧烈活动，避免摆动、扭伤膝关节。

（二）假体材料因素

（1）材料分为股骨（大腿部分）与胫骨（小腿部分）之间的垫片材料，

决定摩擦系数大小，决定磨损程度。

（2）金属-普通塑料垫片-金属：大部分是这样的，机械测试为 15～25 年。5～10 年磨损 1mm。

（3）金属-高交联垫片-金属：机械测试为 20～40 年。10～15 年磨损 1mm。

（4）陶瓷表面-普通塑料垫片-金属：机械测试为 20～40年。10～15年磨损 1mm。

（5）陶瓷表面-高交联垫片-金属：机械测试为 40～50 年。20～30 年磨损 1mm。

以上数据，并非假体在机体内的实际使用时间，还要综合其他因素。

（三）手术医生对假体的选择、技术操作因素

（1）是否根据患者实际情况，个性化选择假体。不一定贵的就是好的、对的。有的医院仅仅招标一种假体厂家，限制了医生的选择，会使假体与关节不匹配（这点很重要！如果一个医院只有 1～2 种型号不全的假体是很难有高质量手术效果的）。

（2）术前角度测试误差，术中是否纠正。

（3）术中的"点、线、面、角"等关系。

（4）术中截骨、假体安装、型号选择是否准确（十分重要）。

（5）有无韧带、骨、肌腱等副损伤。

（6）术后监测垫片磨损情况。

所以，人工关节的寿命，受很多因素的影响。如果一切完美，20～30 年是没有问题的，甚至更长，终身受益。15 年使用寿命在 90%以上。如果某些因素不良，则有短时间内（1～5 年）返修的（重新做）。因此，做膝关节置换，一定要找专业化医生、有经验医生（每年 50 台以上）、个性化选择假体。

八、人工膝关节置换术后，假体是有可能磨损、松动或移位的

一般来说，人工全膝关节假体的使用寿命都比较长，有的称可以使用

20～30 年，虽然说膝关节假体的使用因人而异，因为这和个人的体重、活动量、生活习惯等有关，例如，同样的假体，A 患者体重 90kg，为了减肥还喜欢爬山，平时还拜拜佛，经常跪和盘腿坐，家住 5 楼，而 B 患者体重 50kg，平时喜欢游泳，家住 17 楼，上下有电梯，很明显，同样的关节 B 肯定要比 A 使用的时间长很多，所以人工关节的理论使用寿命和实际使用是有差别的，但是有些患者的膝关节往往用不到这么久就出问题了，是什么原因导致的呢？人工全膝关节表面置换术后膝关节假体的使用寿命有这样一个规律，在正常使用的情况下，如果 1～5 年就出现假体松动、膝关节疼痛的情况，绝大多数是因为感染导致的，在某些情况下，一些低毒的细菌感染后并不像平时那样表现典型（会出现发红、发热、肿胀、疼痛），而仅仅表现为不明原因的疼痛，这时候就需要高度警惕了。可以去医院查相关的炎症指标，看看有无异常。这种情况可以算早期假体失败，如果是 8～10 年出现假体松动，在除外感染的前提下，首先考虑的是下肢力线不良导致的机械磨损加重，进而导致局部无菌性炎症激活，局部骨质吸收使得假体固定失败，可以算是中期的假体松动。再就是 15 年左右甚至更长时间的假体松动，一般来说这时候的假体松动基本可以称得上达到了理论的使用寿命，但是随着目前假体设计、手术技巧、假体制作工艺的进一步发展和提高，这个实际的使用时间还在延长，而且膝关节置换一般都是老年患者，随着年龄的增加，活动量下降，基本上一生只需置换一次就可以高枕无忧了。

89

所以患者可以针对自己的情况，适当改善生活习惯，延长假体使用时间，但也不要过度谨慎，毕竟全膝关节置换手术是以提高生活质量为目的的，换了关节以后反而不敢活动，就像买了汽车放在家里舍不得开一样，本末倒置反而不好。

九、围术期间的感染

人工膝关节置换术后感染的发生率一般低于 1%。但一旦发生，可导致灾难性的后果，即使经过有效的治疗，往往遗留不同程度的关节活动受限，其疗效总不及初次全膝关节置换术，患者需经历平均 6～18 个月的身体和心理上的折磨。全膝关节置换术后感染的风险因素包括以前接受过开放手术、免疫抑制治疗、低钾血症、营养不良、糖尿病、肥胖和吸烟，每种因素均具有统计学意义；任何几种以上因素的结合可使患者处于感染的高危状态；手术时间如超过 2.5 小时，感染的发生率明显升高。

发生切口感染者，术后 3 天体温不仅不恢复，反而升高，关节疼痛不仅不减轻，反而渐渐加重，静止时有跳痛，切口有异常渗出或有分泌物。这时应仔细检查，不要轻易把发热归因于术后肺部或泌尿系等其他部位的感染所致，也不要简单地把切口渗液视作脂肪液化等一般常见的渗出，同时还应鉴别感染是位于浅表组织，还是深及假体周围。

术后晚期感染是人工关节置换术后最严重的并发症，严重者甚至要取出假体，因此容易导致人工关节的彻底失败。感染的症状一般为患膝关节局部明显发热、发红或者有较多的积液。当患者感冒或者其他部位急性感染时，应当给予抗生素预防晚期感染的发生；如果发现患膝局部有红、肿或者有局部"红包"突起时，应该先静脉滴注抗生素，并且去专业医院就医，以免延误病情或者出现错误的治疗。

十、人工膝关节置换术后感染的预防

从控制易感因素入手，预防感染。

（1）术前因素：对一般情况差的患者改善全身情况，合并糖尿病及慢性泌尿系感染的患者应积极治疗原发病，消灭局部感染灶。

（2）围术期因素：手术环境。使用层流手术间、减少手术参观人数、使用保护后背的手术衣、戴双层手套、手术器械的遮盖等措施都可有效降低感染发生的概率。

（3）手术因素：完善术前准备，提高手术技术，以期缩短手术时间。手术时间的缩短既可减少切口暴露于空气中的时间，又可减少止血带使用时间，以防长期的低氧状态导致机体对微生物抵抗力的降低。

（4）假体因素：铰链式或高限制性假体发生感染的机会较低限制性假体高，原因是前者可产生更多的金属磨屑，而金属磨屑可抑制巨噬细胞对细菌的吞噬能力。

（5）术后因素：术后引流，CPM 的合理使用，积极防治血源性感染。

十一、术后感染的处理

对于关节置换来说感染是严重的并发症之一，但有感染了也不用过于恐慌。我们对于早期确诊的患者给予有效的抗生素治疗，并全程指导患者进行康复功能锻炼，减少患者发生清创翻修的概率。对于已经很明确的感染的我们主张做一期的彻底清创更换假体。对于感染后期症状很严重的患者我们根据患者的具体情况行清创、一期或者二期翻修术，争取恢复患者关节的功能，让患者自由行走。

十二、人工关节翻修术

人工关节翻修术是相对人工关节置换手术来说的，人工关节给许多患有关节疾病的患者带来了福音，但是人工关节在使用到一定年限后很容易出现假体松动、感染、假体周围骨折、假体不稳定、假体断裂等，最终导致手术失效，此时需要对患者重新进行关节手术，取出已经不能使用的人工关节假体，重新放入新的假体，这种手术就是人工关节翻修术。

十三、人工关节翻修术适应证

人工关节翻修术的目的是矫正下肢力线、纠正假体位置保持伸直和屈曲位软组织平衡、恢复正常关节横轴位置、纠正髌骨运动轨迹、增加关节活动度以满足日常生活需要。初次膝关节置换术的具体失败原因包括假体无菌性松动、感染、假体周围骨折、假体不稳定、假体断裂等，然而假体无菌性松动和感染是初次膝关节置换失败的主要原因，手术适应证、假体选择不当、外科理念及技术局限是造成失败的关键因素。

十四、翻修术中的骨缺损的评估及对策

全膝置换翻修术中对大块骨缺损的处理一直是一个巨大的挑战。导致骨缺损的因素很多，包括松动假体的沉降、应力遮挡效应、假体周围骨溶解和坏死及感染等。全膝置换翻修术的目的在于尽量保留患膝骨量、纠正冠状面和矢状面的对线、恢复患膝屈-伸活动的平衡、改善韧带的稳定性和获得假体-骨界面的稳定性等。

术前 X 线评估：利用术前 X 线片可以判断假体稳定性、力线、骨缺损程度及其他问题。X 线片应包括站立位下肢全长前后位片、膝关节侧位片和髌骨轴位片。X 线片上显示高位髌骨可能提示髌腱断裂，而低位髌骨则可能提示髌腱纤维化。由于假体的遮挡，术前 X 线片上只能对骨缺损的情况给予大致评估，而骨缺损的真实情况只有取出假体以后才能给予正确评估。全膝关节翻修术的皮肤切口一般仍采用一期关节置换时的切口，除非原切口对显露有影响，才考虑设计其他皮肤切口。对膝关节翻修术的关节囊入路，多数学者仍推荐使用髌骨内侧关节囊标准入路，进入膝关节后切除滑膜和股骨前方的瘢痕组织，松解股四头肌的粘连，将髌骨向外侧翻开，外旋胫骨即可显露胫骨近端和胫骨假体。在全膝关节翻修手术显露中，灾难性的合并症是髌腱撕裂，对于这种情况目前还没有真正好的解决方法。骨缺损的处理包括骨水泥充填、金属垫块、自体或异体骨移植、组合式翻修假体系统、定制假体和铰链式假体。骨缺损深度<5mm，可以用骨水泥充填；如骨缺损深度>5mm，则常需要异体骨移植或金属垫块替代。金属垫块可以重建皮质骨缺损造成的伸直和屈曲间隙在 4cm 之内的缺损，对于>4cm 的缺损一般需要进行异体骨移植。

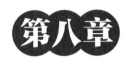

第八章

膝关节骨性关节炎的预防措施

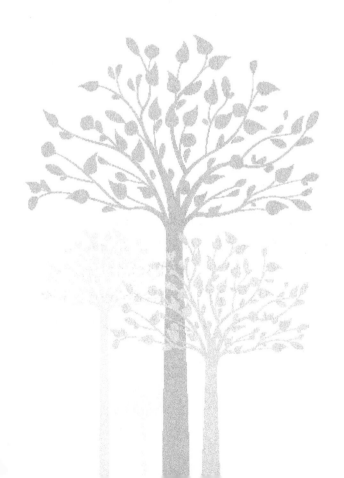

第一节　膝关节骨性关节炎日常生活中的预防

（1）尽量避免身体肥胖，防止加重膝关节的负担，一旦身体超重，就要积极减肥，控制体重。

（2）注意走路和劳动的姿势，不要扭着身体走路和干活。避免长时间下蹲，因为下蹲时膝关节的负重是自身体重的 3~6 倍，工作时下蹲（如汽车修理工、翻砂工）最好改为低坐位（坐小板凳），长时间坐着和站着，也要经常变换姿势，防止膝关节固定一种姿势而用力过大。

（3）走远路时不要穿高跟鞋，要穿厚底而有弹性的软底鞋，以减少膝关节所受的冲击力，避免膝关节发生磨损。

（4）参加体育锻炼时要做好准备活动，轻缓地舒展膝关节，让膝关节充分活动开以后再参加剧烈运动。练压腿时，不要猛然把腿抬得过高，防止过度牵拉膝关节。练太极拳时，下蹲的位置不要太低，也不要连续打好几套，以防膝关节负担过重发生损伤。

（5）骑自行车时，要调好车座的高度，以坐在车座上两脚蹬在脚蹬上、两腿能伸直或稍微弯曲为宜，车座过高、过低或骑车上坡时用力蹬车，对膝关节都有不良的影响，应加以克服。

（6）膝关节遇到寒冷，血管收缩，血液循环变差，往往使疼痛加重，故在天气寒冷时应注意保暖，必要时戴上护膝，防止膝关节受凉。

（7）有膝关节骨性关节炎的人，既要避免膝关节过度疲劳，又要进行适当的功能锻炼，以增加膝关节的稳定性，防止腿部的肌肉萎缩，这不仅能缓解关节疼痛，还能防止病情进展，不要认为只有休息不活动，才能保护好患病的膝关节。据研究，有膝关节炎的人，游泳和散步是最好的运动，既不增加膝关节的负重能力，又能让膝关节四周的肌肉和韧带得到锻炼。其次，仰卧起坐、俯卧撑、桥形拱身、仰卧床上把两腿抬起放下的反复练习、模仿蹬自行车，都是患者最好的运动方式。

第二节　膝关节骨性关节炎患者饮食上的注意事项

在饮食方面，应多食含蛋白质、钙质、胶原蛋白、异黄酮的食物，如牛奶、奶制品、大豆、豆制品、鸡蛋、鱼虾、海带、黑木耳、鸡爪、猪蹄、羊腿、牛蹄筋等，这些既能补充蛋白质、钙质，防止骨质疏松，又能促进软骨生长及关节的润滑液分泌，还能补充雌激素，使骨骼、关节更好地进行钙质的代谢，减轻关节炎的症状。

第三节　膝关节的自我保护

（1）注意调整饮食结构，减少热量的摄入，将体重控制在适当的范围之内，以减轻膝盖上的压力和磨损程度。

（2）避免膝盖过度活动及劳损，特别是双下肢剧烈运动者更要注意劳逸结合；预防因过度用力造成组织损伤，否则随着年龄的增长，很容易出现骨质增生现象。

（3）膝盖骨质增生的预防：对于老年人来说，可以适当补充钙质及维生素 D 等与骨代谢关系密切的药物，同时从事适度的体育锻炼，以减慢骨组织的衰老和退行性改变进程。

（4）选择保守性养护措施，其中推拿热敷手法因疗效明显，治法简要、不良反应少、医疗条件限制少，而作为主要的保守疗法广泛应用。但是要选择正规、安全可靠的推拿按摩理疗机构。

第四节　膝关节骨性关节炎患者对钙的需求

钙是不能治疗骨性关节炎的，因为骨性关节炎的发生并不是由缺钙引起的。骨性关节炎主要得补钙，喝骨头汤，吃钙片，多晒太阳，以促进钙吸收。适当加强营养，多食含蛋白高的、易消化的及热性食物（鱼、蛋、羊肉等）。多食含组氨酸的食物，如稻米、小麦和黑麦。组氨酸有利于清除机体过剩的金属。保证每天都食一些富含维生素的食物，如亚麻籽、稻米麸、燕麦麸等。关节炎患者不要经常使用铁锅烹饪。生活要规律，饮食要适度，大便不宜干结。

第五节　登山运动对骨性关节炎患者的影响

由于中老年人以前缺乏锻炼，等到中老年后膝关节软骨已经开始退化，如果即刻开始爬山运动，会加重膝关节软骨的退化和磨损，从而导致膝关节骨性关节炎，一旦得了该病就要及时治疗。

该病早期应该注意减轻体重，尽量避免做容易加重软骨磨损的运动，如上下楼梯、爬山、下蹲起立运动；可以进行适当锻炼，如游泳、散步、仰卧直腿抬高或抗阻力训练及不负重位关节的屈伸运动，可以预防、延缓和减慢膝关节骨性关节炎的进程。

第六节　膝关节骨性关节炎患者适宜做的运动

膝关节骨性关节炎患者应注意选择适当的运动锻炼，如散步、太极拳、游泳及轻松的舞蹈运动等，这些运动锻炼都能提高人体的下肢功能，提高人体心肺功能能力，促进体内脂肪的消耗，促使体重减轻，对预防骨性关节炎和缓解关节炎的病情有重要意义。

但患者应注意，有些运动是不适合膝关节炎患者进行的，如不应该拼命地用双手左、右碾磨膝关节，不应该长距离地跑步，不应该拼命、长时间地做下蹲、站起运动。这些动作会加重膝关节表面软骨的磨损，使病情加重。